脉生痰核论

主审 — 王永炎

编著 — 吴圣贤

人民卫生出版社
·北京·

图书在版编目（CIP）数据

脉生痰核论 / 吴圣贤编著. -- 北京 ：人民卫生出版社，2025. 6. -- ISBN 978-7-117-38030-0

Ⅰ. R255. 8

中国国家版本馆 CIP 数据核字第 20255YD668 号

| 人卫智网 | www.ipmph.com | 医学教育、学术、考试、健康，购书智慧智能综合服务平台 |
| 人卫官网 | www.pmph.com | 人卫官方资讯发布平台 |

脉生痰核论
Maishengtanhelun

编　　著：吴圣贤

出版发行：人民卫生出版社（中继线 010-59780011）

地　　址：北京市朝阳区潘家园南里 19 号

邮　　编：100021

E - mail：pmph @ pmph.com

购书热线：010-59787592　010-59787584　010-65264830

印　　刷：河北博文科技印务有限公司

经　　销：新华书店

开　　本：710 × 1000　1/16　　印张：16

字　　数：205 千字

版　　次：2025 年 6 月第 1 版

印　　次：2025 年 8 月第 1 次印刷

标准书号：ISBN 978-7-117-38030-0

定　　价：58.00 元

打击盗版举报电话：010-59787491　E-mail：WQ @ pmph.com

质量问题联系电话：010-59787234　E-mail：zhiliang @ pmph.com

数字融合服务电话：4001118166　　E-mail：zengzhi @ pmph.com

王序

中医药学是以中华民族国学儒释道一源三流为指针,以临床医学为核心,具有科学与人文双重属性的学科。对于任何一门学科来说,传承创新一定是其发展过程中的主旋律,传承精华是创新的基础。仰观历史,古代中医的学术脉络更是如此。我们中医药工作者,首先要重视传承,临床医学的原创思维与共识疗效的优势需要经验转化重建以适应社会,维护生命健康的需求。传承,不仅要传承中医药几千年来梳理汇集的哲理实践,更重要的是要传承发扬中医学中所蕴藏的人文美学,以及整体观、"尚同"、"尚一"、仁德中和的哲学思想。谨遵贤哲教诲:"善言天者,必应于人;善言古者,必验于今;善言气者,必彰于物;善言应者,同天地之化;善言化言变者,通神明之理。"理气合德,生命之根本。

复读《丹溪心法》有云:"结核或在项、在颈、在臂、在身皮里膜外,不红不肿不硬不作痛,多是痰注作核不散。"痰核结于颈部为"颈生痰核",结于上臂为"臂生痰核",结于舌上为"舌生痰核",结于眼睑为"胞生痰核",结于乳房为"乳生痰核",结于阴茎为"茎生痰核"。本书在继承中医传统"痰核理论"的基础上,取类比象,将动脉粥样硬化斑块视为"脉生痰核",分为痰核始生、痰核已成、痰核坚化、痰核腐化、痰核破溃和痰核外伤六期,提出了系统的病因病机、治法治则,并创制了系列方药,这是现代中医对动脉粥样硬化的全新认识和诠释,寻求进一步提高中医药防治该病的临床疗效。

本书在体例和语言方面,尽力回归传统中医,体现了文化自觉、自信、自立;本书的思维模式是传统的天人合德,取类比象方法,坚持"我主人随"的原则,在衷中参西的基础上,提出了中医药治疗动脉粥样硬化的"理、法、方、药"新框架。该书是现代中医对动脉粥样硬化治疗的一种新思考、新探索,其内容必将需要进一步完善,其临床疗效必将需要进一步确证。期盼更多的有志同仁关注、支持这一领域;期盼未来中药防治动脉粥样硬化相关疾病研究取得突破性进展,欢迎学者友人提出异议,以求修正与深化学术思想研究;期盼该书的编写人员认真吸纳广大读者意见。提出的新见解,需要多次、长程、大尺度、细粒化的检验,必须持之以恒,朝向创立新概念而努力。

谨志数语,乐观厥成。

中国工程院院士　**王永炎**

2024 年元月

中医是一门实践医学，它的所有理论均来源于临床，最终又回归临床，临床疗效的提升是中医发展的原动力，古老的中医学正是在不断发现问题、解决问题的临床实践中得到积淀与升华。作为现代中医，首先应认识到古今疾病谱的巨大差异。随着现代社会经济和科学技术的高速发展，现代疾病谱较古代发生了深刻变化，许多古代病证很难与现代疾病——对应，某些通过现代医学检测手段发现的疾病和病理现象，古代中医典籍几乎没有记载，如动脉粥样硬化等。面对这些随时代应运而生的新问题，中医必须积极探索，努力寻求解决问题的新方法。

心血管疾病是导致全人类死亡的首位原因，死亡率、致残率、复发率均居高不下，是人类有史以来面临的最大的健康挑战。动脉粥样硬化是脑卒中和冠心病的共同病理基础，逆转斑块是防治心血管疾病的根本性方法，他汀类药物有一定的抑制和稳定斑块的作用，但效果并不十分理想，而且对部分人群有明确的副作用或用药后不良反应。缺乏针对斑块的有效治疗手段已成为目前防治心脑血管病的瓶颈问题，临床上迫切需要更安全、更有效的创新疗法。

北京中医药大学东直门医院吴圣贤主任勤于实践，勇于探索，知难而进，数十年矢志动脉粥样硬化防治的中医研究，术有专攻，学有所成。古代中医文献中没有动脉粥样硬化的概念，作者经二十余年反复思辨和临床实践，在继承中医传统"痰核理论"的基础上，创造性地提出"脉生痰核"新理论,构建了中医防治动脉粥样硬化的"理、法、方、药"新范式,这是现代中医对动脉粥样硬化的创新认知和诠释。

吴圣贤主任将他多年的临床实践经验和创新理论汇聚成本书稿,该书共分五卷。卷一侧重于动脉粥样硬化的中医理论创新,包括"脉生痰核论、痰核源流论、宿痰失道论、化痰散结论、脉壁属肝论、痰核传变论"六篇原创性理论论述。卷二侧重于动脉粥样硬化的分期和治疗,包括"痰核始生、痰核已成、痰核坚化、痰核腐化、痰核破溃和痰核外伤"六期和22首针对性治疗方药。卷三侧重于对动脉粥样硬化相关危险因素的认识和治疗,包括"宿痰致病论"原创性理论论述一篇,"血浊、糖浊、风眩、血毒和血瘀"5大危险因素和21首针对性治疗方药。卷四为验案举隅。卷五为《辅行诀》五脏补泻诸汤图解。全书采用经典中医方书撰写体例,以中医传统痰核理论为指导,以分期分证论治为主线,针对动脉粥样硬化及其危险因素,系统提出了中医病名、病因病机、分期分证和治法治则,并创制了系列方药,形成了创新的"脉生痰核"学说,构建了动脉粥样硬化中医诊疗新体系,可谓发皇古义,融汇新知,终成一家之言。

《脉生痰核论》一书立足中医,西为中用,思路新颖,视野宽阔,纵横古今,博采新知,诚为当代动脉粥样硬化中医诊疗承前启后之作。新作付梓,问序于余,先睹为快,不胜欣慰,乐为之序。

中国科学院院士　**仝小林**

2024 年 2 月

自序

　　纵观中医发展史,理论创新一直是提高临床疗效的原动力。从秦汉时期《伤寒杂病论》的六经辨证,到金元四大家的脏腑辨证,再到明清时期的卫气营血辨证,历代医家通过理论创新,研发出独具特色的方药,如桂枝汤、白虎汤、补中益气汤、防风通圣散、银翘散、犀角地黄汤等,为解决历史时期的关键医学问题作出了巨大贡献。进入 21 世纪,慢性非传染性疾病成为人类主要健康问题,其中,动脉粥样硬化相关疾病是目前导致人类死亡的首位原因,时代呼唤中医理论创新,进一步提高中药防治动脉粥样硬化的临床疗效。

　　中医文献中没有动脉粥样硬化的概念,我们经过反复临床实践和理论思辨,在导师王永炎院士"毒损脑络"学说的基础上,提出"脉生痰核"创新理论,指导中医药防治动脉粥样硬化的临床实践和科学研究。该理论将动脉粥样硬化分为痰核始生、痰核已成、痰核坚化、痰核腐化、痰核破溃和痰核外伤六期,提出了系统的病因病机、治法治则,并创制了系列方药,进一步提高了中药治疗和稳定动脉粥样硬化斑块的临床疗效。

　　在中医文献中,蕴藏着许多历经反复实践卓有成效的化痰散结类方剂,适应证广泛,具有较好临床疗效,是治疗现代"痰核"相关难治病的有力武器,中医特色突显,应用前景广阔,值得开展更为深入的研究。孙思邈《大医精诚》说:"世有愚者,读方三年,便谓天下无病可治;及治病三年,乃知天下无方可用。故学者必须博极医源,精勤不倦,不得道听途说,而言医道已了,深自误哉。"中医博大精深,以作者愚思,实难穷尽。因此,撰写本书之时,如临深渊、如履薄冰。本书所涉及的方药,多数是千百年来古人经验以及导师经验的总结,少数是作者临床经验心得,它们有一个共同特质,就是全部来源于临床实践,提高中医药防治动脉粥样硬化临床疗效是本书的唯一宗旨。即便如此,难免挂一漏万,恳请同道批评指正。

吴圣贤

2023 年 10 月 29 日

北京中医药大学东直门医院

目录

卷一

卷二

卷三

卷四　验案举隅

卷五 《辅行诀》五脏补泻诸汤图解

卷一

脉生痰核论第一

心脑血管疾病是导致全人类死亡的首位原因,也是导致中国人群死亡的首因。动脉粥样硬化(atherosclerosis,As)是脑卒中和冠心病的共同病理基础,抑制和稳定 As 斑块是防治心血管疾病的根本性方法。他汀类药物有一定抑制和稳定斑块的作用,但效果并不理想,而且有一定副作用,抑制和稳定 As 斑块已成为目前防治冠心病和脑卒中的瓶颈问题,临床上迫切需要更安全、更有效的创新药物。

中医文献中没有动脉粥样硬化的概念,据病因、临床表现、并发症等特征,散见于"偏枯""胸痹""中风""眩晕""头痛""痰证""痛证"等病的记载中。现代中医药治疗 As 多从瘀、痰、毒、虚论治,显示出一定的潜力,但疗效并不满意。As 斑块的中医治疗需要"理、法、方、药"全面创新,才能进一步提高临床疗效。纵观中医发展史,理论创新一直是提高临床疗效的原动力。从汉代《伤寒杂病论》的六经辨证,到金元四大家的脏腑辨证,再到明清时期的卫气营血辨证,通过理论创新,研发出独具特色的方药,如桂枝汤、白虎汤、补中益气汤、防风通圣散、银翘散、犀角地黄汤等,为解决当时历史时期的关键性医学问题作出了巨大贡献。进入 21 世纪,慢性非传染性疾病成为人类主要健康问题,时代呼唤中医理论创新。

因为时代限制,古代中医不能亲眼见到动脉粥样硬化斑块。我们可以做个假设,如果扁鹊、华佗到了现代,看到外科手术取下来的 As 斑块,色黄白,质地硬,不红、不肿、不作痛,该作何说法?推测他们一定会说:"此乃脉生痰核是也!"《丹溪心法》说:"结核或在项、在颈、在臂、在身皮里膜外,不红不肿不硬不作痛,多是痰注作核不散。"As 斑块从各个角度讲,都符合这个说法。朱丹溪认为"人身上中下有块者,皆痰也"。《仙传外科集验方》说"人身有痰,润滑一身,犹鱼之有涎。痰居胃中,不动则无病,动则百病生。……其常道,则自胃脘达肺脘而出;其失道,自胃脘而流散冷肌肉皮毛之间。"宿痰失道,结于颈部为"颈生痰核"、结于上臂为"臂生痰核"、结于舌上为"舌生痰核"、结于眼睑为"胞生痰核"、结于乳房为"乳生痰核"、结于阴茎为"茎生痰核"。如果结于血脉,则为"脉生痰核",即动脉粥样硬化。正如沈金鳌在《杂病源流犀烛》中所云:"痰之为物,流动不测,故其为害,上至巅顶,下至涌泉,随气升降,周身内外皆到,五脏六腑俱有。"

因此,动脉粥样硬化的中医病名为"脉生痰核"。这是现代中医对动脉粥样硬化的全新认识和诠释,在此基础上,中医药抑制甚至逆转动脉粥样硬化的"理、法、方、药"创新成为可能。

痰核源流论第二

从现存文献资料来看，春秋时期《黄帝内经》有"饮"无"痰"；至汉代张仲景《伤寒杂病论》首论"痰饮"，隋代巢元方在《诸病源候论》中将痰、饮分离。金元时期，朱丹溪辨治杂病多以气血痰郁立论，尤善辨治痰证。《丹溪心法》提出"痰注作核"，"结核，或在项、在颈、在臂、在身皮里膜外，不红不肿不硬不作痛，多是痰注作核不散"。又说："人身上中下有块者，皆痰也""百病多有夹痰者，世所不知，人身中有结核，不痛不红，不作脓，痰注也"。至明代李梃（字建斋）在《医学入门》中明确提出"痰核"病名，"痰核在颈全不痛，在臂或痛亦不红"。清代何梦瑶在《医碥》中说："头面颈项身之中，下有结核，不红不痛，不硬不作脓，皆痰核。"

痰核与瘰疬二者均以痰邪停滞体表，凝聚有形之核为主要表现。痰核是因脾虚不运，"湿痰流聚成块"，其大小不一，多少不等，无红无热，不硬不痛，推之可移，明代杨清叟认为患痰核者"气行不顺，血化为痰，痰复失道，则气血衰败，不能为脓，但能为肿硬"；瘰疬又名鼠瘘、马刀、侠瘿，虽其初起时状若痰核，不热不痛，后渐增大，结核则累累如贯珠样，疼痛红肿，推之不移，甚则溃破流脓，此愈彼起，久不收口。从两种疾病的发生发展规律来看，瘰疬或可认为乃痰核病逐渐发展至腐化、破溃的一种结局。

对痰核辨治之理，从朱丹溪始以化痰散结、补气行气为大法："痰在胁下及皮里膜外，非白芥子莫能达""善治痰者，不治痰而治气"。杨清叟则注重以顺气匀血法，抵挡邪秽，通顺气血。后随着逐渐发展，对痰核病机的认知更加复杂，对其寒热虚实夹杂的病性理解更加全面。刘完素言"结核火气热甚则郁结坚硬如果中核也,不须溃发,但热气散则消";李梴在"无痰不成核"的基础上认为其生于上部者多夹风热,生于下部者多夹湿热;龚居中则创立痰火流注学说,其《痰火点雪》中认为:"凡火病结核,皆是相火所为。痰火交结,熏迫津液,凝聚于皮肤之下,肌肉之上。似疬非疬,不红不肿,久而乃溃。"《医宗金鉴》谓之"结核",主张先判断有无表证;若湿痰气郁凝结者,宜行气化痰,并合以辛凉之药,不可误投苦寒之剂;若投化痰之剂,其势反盛欲溃,不可强消耗气,宜托里透脓,溃而不愈宜平补气虚;并认为凡寒痰凝结者,最忌贴凉膏,服凉药。《外科十三方考》认为痰核"有气、血、风、痰、酒之五种,名虽有五,而其根则一,惟治法当分别虚实",将男子妇人痰核分辨体质论治。当代朱良春认为,痰核因其不红不肿不作脓,乃属阴寒固闭,湿痰坚凝之阴邪,当以生半夏、炒白芥子、炙僵蚕之类温药消之,如非"结热"不得用咸苦大寒;更应补肾阳以阻生痰之源,重视补气行气,明辨痰瘀相兼。

明清至今,对痰核的认识和区分逐渐深入,根据痰阻凝结侵犯,痰核所发部位的不同,具有不同的证治特点,可采用不同的专科诊疗手段和辨治思路,细分为颈生痰核、臂生痰核、舌生痰核、胞生痰核、耳根痰核、乳生痰核、茎生痰核、脉生痰核等;在西医学中各系统疑难疾病,如脂肪瘤、纤维瘤、痤疮、淋巴结炎、皮下结节病、睑板腺囊肿、腺样体肥大、舌体囊肿、痄腮、甲状腺结节、声带结节、乳腺增生、前列腺增生、痛风、肿瘤及瘤样增生、动脉粥样硬化等,如按传统中医痰核论治,应用中医化痰散结法,可取得显著疗效,特色突出,发展潜力巨大。

宿痰失道论第三

　　痰核形成的病理机制，与痰的代谢通路关联密切。明代杨清叟《仙传外科集验方》言，痰核生成乃宿痰失道。脾胃化生宿痰，若气机逆乱，则痰不能循常道排出体外，反随逆乱之气流行于五脏六腑、四肢百骸、血脉经隧，气滞痰凝成核。《赤水玄珠·中风》云："若血浊气滞，则凝聚为痰，痰乃津液之变，遍身上下，无处不到。"其致病部位广泛，常与两个因素密切相关，一是痰为继发性的病理因素，其形成因素较为宽泛；二是痰是作为水湿津液的异变体，能随气血津液运行，进而流布周身。正如沈金鳌在《杂病源流犀烛》中所云："痰之为物，流动不测，故其为害，上至巅顶，下至涌泉，随气升降，周身内外皆到，五脏六腑俱有。"因此，"宿痰失道"亦是脉生痰核发病的主要病机：宿痰失道，痰湿流注，"并入血遂，流于肝经"，胶着脉管，痰注成核，作核不散，而成脉生痰核。

　　在这一病机过程中，有三个关键点：一是痰之源泉来自脾胃。《黄帝内经》说"脾为生痰之源"，张景岳说"夫人之多痰，皆有中虚使然"，汪昂云"治痰先治脾，脾复健运之常，而痰自化也"，脾虚是痰证的关键因素。先天脾胃禀赋不足、嗜食膏粱厚味、情志不调、外感侵袭等，皆可致脾虚运化失职，则水谷不能随食随化，以致水谷精微之气敷布失常，气化失司，痰饮流行。此外肾虚亦可促脾生痰，"脾主湿，湿动则为痰；肾主水，水泛亦为痰"，对年老体衰者而言，肾精亏耗更累及脾胃衰亏，阳虚水泛为痰之化源，阴虚化火则煎熬津液，化生宿痰，此为痰核生成之源。

　　二是必有气机之逆乱。《杂病广要》曰："人之一身，无非血气周流，痰亦随之。"《类证治裁》云:"饮唯停蓄肠胃,痰则随气升降,遍身皆到。"即所谓"痰随气行"。痰的分布受到人体气血运行的推动,正常的气化功能可令全身津液正常输布,使痰不至周流全身;若脏腑功能失调,气的升降出入活动出现异常,则痰作为水湿停聚的病理产物,更易生成,也更易失其常道,"气滞则痰壅",凝聚四肢百骸,发为痰核。朱丹溪辨痰更是格外重视气机,"善治痰者,不治痰而治气,气顺则一身之津液亦随气而顺矣",气机逆乱为痰核生成之因。

三是兼有血瘀。如《灵枢·百病始生》云:"温气不行,凝血蕴里而不散。"痰聚日久,未有不及血者,痰、瘀二者都是气血逆乱的病理产物,互为因果,又相互影响,乃痰核发生发展传变过程之基础。《丹溪心法》有云:"痰挟瘀血,遂成囊窠。"痰本无形,痰注失道,血气不调,便有瘀血,而成痰瘀互阻,结而成核,痰瘀互结,郁而化热,痰瘀热互相胶结,最终化腐成毒。痰瘀互结的病理过程使痰核凝结、坚化,并走向腐化、破溃的结局。中医对"宿痰失道"病机的认识独具特色,可有效地指导临床实践。

化痰散结论第四

痰核,乃至脉生痰核,其治法核心皆为化痰散结法。化痰散结法,又名化痰破结、消痰软坚、涤痰散结等,名称涵盖其化痰、软坚消积并重的治法思路,广泛运用于各种痰邪结聚所致病证,是中医痰证治疗中独具特色的组成部分。化痰散结法自秦汉以来,以其应用普遍、疗效独特的实用价值而受到临床医家的广泛重视,不断充实与进步,到当代已具有丰富的学术内涵。

狭义之痰,乃人体气血不顺,则脏腑津液酿为痰涎,从喉头气管内面之黏膜分泌而出,梗于喉中,由口唾出之痰;而广义之痰,可代表病理产物(机体水液代谢障碍所形成的,呈聚集状、质地偏稠厚者为痰)、致病因素(痰形成后又是形成新的致病因素)、病证(一系列由其引发的痰病)三个方面。传统上,为方便辨证论治,按其外在表现形式分为有形之痰和无形之痰。常用的治痰之法包括化痰、消痰、涤痰、导痰、引痰、涌痰、祛痰、豁痰、暖痰等,其核心在于"化痰"和"导痰",针对痰邪,应采取能化则化之,不能化则导引而出的思路。痰核为无形之痰邪凝聚成结,触之有形,质地坚固,当以化痰散结法治之。

化痰散结法以《素问·至真要大论》中"坚者削之""坚者耎之""结者散之"等治法为理论基础,在临证运用中,由于痰邪常与气血等因素相结合,故应结合辨证,兼用健脾、益肾、理气、清热、温阳、燥湿、逐瘀、解毒等治法,灵活配伍,促进痰核消散,软坚散结。随着各种类型化痰软坚散结类方药的应用,以及医家对痰核的来源、病机、发病特点认识不断加深,化痰散结法经后世广泛实践和发挥外延,可细分为理气化痰散结、清热化痰散结、温阳化痰散结、燥湿化痰散结、逐瘀化痰散结 5 种。

理气化痰散结法,适用于痰气结聚,理气解郁、化痰散结,承丹溪"善治痰者,不治痰而治气,气顺则一身之津液亦随气而顺矣"大法,意在使气行血和、结聚自消,其代表方剂有:通气散坚丸、四海舒郁丸、开郁散、香棱丸、消瘿五海饮、荣卫返魂汤、舒肝溃坚汤等。清热化痰散结法,适用于痰热结聚之痰核,清热解毒、软坚散结,解其内结之热毒,或清利经脉痰热,或滋阴降其痰火,其代表方剂有:消瘰丸、内消瘰疬丸、化瘿丹、消核丸、芩连二陈汤、昆布散、四妙勇安汤、仙方活命饮、五香连翘散、痰核丸、痰核酒等。温阳化痰散结法,主治寒痰结聚,温经散寒、化痰散结,解其收引凝滞之经脉,化其停蓄坚固之痰核,主要方剂包括:阳和汤、小金丹、中九丸、五积散、万灵丹、桂枝茯苓丸、海藻溃坚丸等。燥湿化痰散结法适用于痰湿结聚,痰、湿同出一源,燥湿化痰、健脾益气,祛除湿浊黏滞之性,根除痰邪化源,方得桴鼓之效,这类代表方剂有:和中丸、散聚汤、化坚二陈丸、顺气归脾丸、海龙丸等。逐瘀化痰散结法重视痰瘀互阻,活血化瘀、消肿散结,阻断痰核的转化趋势,其代表方剂有:海藻玉壶汤、橘核丸、消核丸、破血散聚汤、活血散瘀汤、散肿溃坚汤、大黄䗪虫丸、复元活血汤、鳖甲煎丸、消核散、神效消核散等。化痰散结治法和方药历史积淀深厚,对于临床治疗多种疑难病症,特别是有形痰核留结证显示出独特疗效。

脉壁属肝论第五

综上，动脉粥样硬化斑块属中医"脉生痰核"病，其根本形成机制是宿痰失道，兼与瘀血互结，留驻脉壁，所致痰邪凝聚成核，治法当以化痰散结为要，兼顾健脾、行气、化瘀等。

笔者常年临证依法，治疗动脉粥样硬化斑块，虽取得了一定临床疗效，却始终不能令人满意，虽百思不得其解。某日与同学张洪钧教授闲聊，谈及此事，他分析疗效不好的原因，关键是病位认识有误。张先生认为斑块之病位，不在"心"而在"肝"，直如醍醐灌顶，豁然开朗。

动脉粥样硬化斑块直接病位在"动脉壁"，自不须多言。然西医之"动脉壁"属中医之"心"还是"肝"？我们之前想当然地认为，"心主血脉"，脉壁当然属"心"。然而经过深入思考和讨论发现，血脉之用，实可分为两个方面，一是"血"乃脉中气血，二是"脉"主血脉之舒缩。

《素问·痿论》中"心主身之血脉"之核心，意指心气推动血液在脉中运行，流注全身，发挥营养和滋润作用，其实质是脉中气血之"血"，而非"脉"的舒缩功能。如中医胸痹为病，其心气之痹阻，唯影响气血运行之后方能诊断，故经典治疗方药皆为行气活血之剂，并无针对"脉壁"的方药。可见"血"与"脉"虽联系密切亦不可混为一谈。

然脉何所主？当从筋求之。《黄帝内经》起就常将筋脉并称，如"筋脉不通，病生于不仁"；清代高士宗《黄帝内经素问直解》认为"包络主脉"，手厥阴心包与手少阳三焦同主膜腠，故可将筋、脉相提并论。从中医对筋、脉的理论性认识角度分析，肝主筋，《素问·经脉别论》曰："食气入胃，散精于肝,淫气于筋。"筋之舒缩功能全赖肝之气血滋养调节,肝主一身之筋膜,其维结束络,筋之体也,其舒缩经脉,筋之用也,且夫脉者,血之府,壅遏营气另无所避,可见其脉道舒缩之用,筋主运动舒缩,而脉为血隧,皆具收缩舒张之性,二者舒缩功能非常类似;筋不仅连接肌肉、关节,更贯通脉络,调控其舒缩。从解剖生理角度,脉壁之内外膜无不与筋膜互为联络依托,甚至互为移行,亦有医家提出血管内外之"膜"也当属筋膜之类,当从肝论治的观点。西医疾病中与脉壁舒缩功能关联最密切者当属高血压,属于中医"眩晕""头痛"范畴,其多从肝经论治。所以赵永华等提出高血压的中医病理机制应从"肝在体合筋"的角度认识,陈潮祖也将脉管列入筋膜的范畴。因此"脉"从总体功能上来讲,应属肝经。

基于以上认识,我们认为,动脉粥样硬化斑块的病位为"痰结脉壁",其本质为"痰结肝经",故治脉所生之病必引药力入肝经,方能奏效。临床实践表明,加入肝经药物后,疗效得以显著提高。当然,"脉属肝"的认识还需要进一步讨论和临床实践验证。

痰核传变论第六

痰核病之病机关键在痰邪凝聚，其性驳杂，兼杂瘀血，易化生痰热，酿腐蕴毒，而脉生痰核尤然。若纵论中医医理，辨别痰核形态，分析病之发展，脉生痰核可分为六期：痰核始生（内中膜增厚）、痰核已成（稳定斑块）、痰核坚化（钙化斑块期）、痰核腐化（易损斑块）、痰核破溃（斑块溃疡）、痰核外伤（支架或术后），其传变之机全在痰、瘀、热、毒之间。

痰核初生之时，其病机与痰之代谢通路密切相关。《仙传外科集验方》云"人身有痰，润滑一身，犹鱼之有涎。痰居胃中，不动则无病，动则百病生。……其常道，则自胃脘达肺脘而出；其失道，自胃脘而流散冷肌肉皮毛之间。"脾胃所生宿痰，不能循常道排出体外，反随逆乱之气，流行于五脏六腑，四肢百骸，如遇气机郁滞，凝结于脉壁，则痰核始生矣。此时"痰核"始结脉壁，在现代影像学中可见动脉内中膜始见脂质沉积增厚、脂纹形成，其中机制与炎症因子细胞之黏附，低密度脂蛋白之沉积破坏内膜平滑肌细胞、形成泡沫细胞，进而增生增殖有关。《景岳全书·杂证谟·痰饮》云："痰涎本皆气血。"此时痰邪尚未坚固，只求平顺气血，可使痰核自化，可以顺气化痰法，以期气血顺畅，气机条达，化湿消痰。

至痰核已成，其宿痰失道凝结脉壁，日久未有不及血者，势必影响血行，故脉生痰核往往兼有血瘀，成痰瘀互结之势，"痰挟瘀血，遂成囊窠"，使初期凝结肝经附着脉壁之痰，进一步聚集成核，影像中可见稳定的粥样斑块形成，结缔组织之局限性增厚变硬，细胞外出现脂质池，并凝集形成脂核。此阶段痰核的性质，为疾病发展、治疗、预后、转归的关键时期，治疗上应抓住痰瘀互结之病机特点,予内消软脉汤加减,活血化痰散结,以期斑块消退,遏制病情发展,不致坚化、腐化。

痰核坚化者,为痰核已成之后,痰注脉壁,瘀血留着,日久痰瘀互结,兼有化热之势,热煎熬痰瘀,使气血更为壅滞,久则痰核坚化,《灵枢·百病始生》:"温气不行,凝血蕴里而不散","汁沫与血相搏,则并合凝聚不得散,而积成矣",郁而化热,伤津耗气,使痰邪愈发顽固,痰核坚化,表面形成纤维帽,或附钙盐沉积,或被胶原覆盖,治法应取清痰散结、化石消癥之意,消其顽固宿痰。

痰核腐化之机,关键在毒。痰核已成之后,痰瘀化热,未能坚化,痰瘀火热互相搏结,"火蕴不解而成热毒",毒聚不散,气血衰败,使痰核病机内变,败坏形质,易损斑块形成,此痰结毒深故也。腐化与坚化之痰核,皆非日久不可形成,故其表面往往也覆盖着纤维薄帽,其中却蕴藏富含脂质和炎性细胞,成腐成脓,极易破裂暴露;此中毒由痰生,痰因毒腐,是为关键转折,治法当以清解火热毒邪为先,用四妙勇安汤之类,急治其标,稳定斑块,避免病情进展,痰核破溃,因毒致损。

痰核破溃者,腐化痰核破裂之后果也,其痰瘀极顽,邪毒壅盛,化腐成脓,邪火热毒积久则耗气伤津,正气亏耗,痰毒无力热郁,虚毒内生;主客混受,而毒邪最易腐筋伤脉,败坏形质是毒邪的本质特征;虚毒不解,则毒损脉络,侵蚀斑块,痰核腐化,疮口溃烂,久不收口,似"久败疮",缠绵难愈,而成溃疡斑块,表面纤维中断不续;破裂之后,痰核囊窠中腐坏之炎症因子释入脉道,血气薄急,正虚邪恋,极易形成血栓,可使人卒然中风。法当解毒祛腐,活血散结,补气解毒,以胜其气虚毒损之证。

痰核外伤者,是现代动脉粥样硬化性疾病血运重建治疗发展后出现的痰核新转归。基于现代医学的飞速发展,对于动脉粥样硬化的治疗有了越来越多的新认识和新手段,除药物治疗外,支架植入、搭桥手术、球囊扩张等已成为动脉粥样硬化性疾病的常规治疗手段。从中医学角度来看,这些血运重建术会对机体、特别是斑块本身造成创伤,导致瘀血停滞,影响全身或局部气血的运行,出现疼痛、出血等不良后果,甚则加重整个机体血瘀的状态。外伤致病,虽症状错综繁多,但总以瘀血为核心。《圣济总录》云:"若因伤折,内动经络,血行之道不得宣通,血瘀结不散,则作肿作痛。"支架植入、搭桥手术、球囊扩张等血运重建方法导致的痰核损伤,与外伤疾病治法略同,散瘀愈伤为主。痰核外伤未能及时痊愈者,易致痰核复生,治法可参"痰核已成"。

卷二

痰核始生第七

新加荣卫返魂汤

治痰核始生,因于气滞不通者。

制首乌 3g	当归 3g	赤芍 3g	白芷 3g
小茴香 3g	乌药 3g	炒枳壳 3g	炙甘草 3g
丹参 3g	独活 3g		

"脉生痰核"之病,即动脉粥样硬化,古人所未见也,今人见之,与皮下各种"痰核"无异,皆有由小及大,渐至破溃之传变。痰核始生,属动脉内中膜增厚或脂纹期,即小且薄,如河床淤泥,尚不足为患,但若不清其源头,终将阻塞河道,甚至溃堤而成大害。

痰核初生之病机,与痰之代谢通路关联密切。《仙传外科集验方》云"人身有痰,润滑一身,犹鱼之有涎。痰居胃中,不动则无病,动则百病生。……其常道,则自胃脘达肺脘而出;其失道,自胃脘而流散冷肌肉皮毛之间。"脾胃所生宿痰,不能循常道排出体外,反随逆乱之气,流行于五脏六腑,四肢百骸,如遇气机郁滞,凝结于脉壁,则痰核始生矣。

治疗痰核始生必先行气匀血,令气血通顺,痰核自化。其代表方剂为荣卫返魂汤,又名通顺散、何首乌散,首见于杨清叟著《仙传外科集验方》,后收入王肯堂《外科准绳》中,遂得广为流传。作者自论曰:"此一药,流注、痈疽、发背、伤折,非此不能效。至于救坏病、活死肌,弭患于未萌之前,拔根于既愈之后,中间君臣佐使,如四时五行更相迭旺,真神仙妙剂,随证加减,其效无穷。何则?此药大能顺气匀血故也。……此药扶植胃本,不伤元气,荡涤邪秽,自然顺通,不生变证,真仙剂也。"并列举本方主治之十五病证,失道宿痰即其所擅。岳美中先生认为本方对痰核、流注疗效可靠,并善用此方治疗多发性脂肪瘤及慢性淋巴结炎。

脉生痰核与皮肤痰核治疗同理,尤其是痰核始生之早期,顺气匀血更为治本之法,新加荣卫返魂汤主之。去木通者,因其久服害肾也;加丹参者,引诸药入血脉也;独活为原方加减法,杨氏谓"加此药者,可以动荡一身血脉"。本方用量宜小不宜大,盖因顺气匀血之法,轻巧灵动为上,顺势而为,四两可拨千斤。原方取效之后,可制成散剂,守方以取全功。

顺气化痰汤

治痰核始生,因于虚气留滞者。

| 生晒参 | 3g | 文山三七 | 5g | 全当归 | 4g | 郁金 | 4g |
| 川芎 | 2g | | | | | | |

"脉生痰核"之病,多发于中老年人,因其元气渐衰,推动无力,以致气机郁滞,促痰凝结于脉壁,则痰核始生矣。此种病理机转,恩师王永炎院士称之为"虚气留滞",方用顺气化痰汤。

"虚气留滞"一词首见于宋代杨士瀛的《仁斋直指方论》,"虚者,时胀时减,虚气留滞,按之则濡,法当以温药和之",此时的"留滞"仅代表气滞。王永炎院士结合其多年临床经验,赋予了"虚气留滞"新的内涵,凡因元气亏虚,气血相失,气血津液运行不畅失常,导致气滞、血瘀、痰凝、经络不畅的病理过程,皆为"虚气留滞"。该病机强调以虚为本,以滞为标,因虚而留滞的病理特点,切中老年慢性病的核心病机,一经提出,即获广泛认同,已被大量应用于缺血性脑卒中、冠心病、脑白质变性、血管性抑郁、癫痫、帕金森病、糖尿病肾病、艾滋病、肿瘤等多种疾病,成为心脑血管疾病、神经精神类疾病、代谢性疾病、慢性退行性疾病、肿瘤等各种慢性疾病的共同病理环节。

根据导师的临证经验,顺气化痰汤可益气养血,溃散瘀毒,善治头昏晕沉,起则短暂头眩,偶发短气胸闷,稍事劳作,自感乏力,时有心烦畏惧,情绪不稳,舌质黯红或有瘀斑,脉弦滑或细弦滑等症。

隐喻病因起于所愿不遂,久郁令血气失于和畅,中和之气日衰,又血行郁滞后化瘀。治以生晒参为君,味甘微苦,生用微凉,熟用微温,入手太阴气分,能通行十二经,大补肺中元气,肺气旺则四脏之气均旺,补阳以生阴,崇土以制火。阳气虚者,固然必需,阴血虚者,亦不可缺。得当归养血活血。配郁金气中血药可理气化瘀。方以文山三七、岷当归为臣药。三七甘微苦、温。入足厥阴经血分,止血、散血、定痛,治一切血病。得当归、川芎治恶血,味甘微苦,颇似人参,治恶血化瘀毒,相辅为用,养真元以化浊毒。当归味甘辛,性温。入手少阴、足厥阴、太阴经血分,血中气药,行血和血,养营调气,可疗痈疽疮疡,皆活血之功。方以郁金、川芎为佐使,郁金辛、苦、寒入手少阴、厥阴经。凉心散郁,破血下气,治痰结血凝而后邪毒壅阻络脉。川芎辛温,入手足厥阴经气分,血中气药,走窜力宏,上行头目,下行血海,配人参补元阳不滞气,伍当归皆辛味有溃散毒邪顽血之功。

《丹溪心法》云:"善治痰者,不治痰而治气,气顺则一身之津液亦随气而顺矣。"然治气之法,非独行气,更有补气一法。《罗氏会约医镜》云:"凡常人之于气滞者,惟知破之散之,不知实则气滞,虚则力不足运动其气,亦觉气滞,再用消散,重虚其虚矣。"盖"气为血之帅",气健则气机条畅,血行通顺,气虚则气血郁滞,痰饮水湿凝聚不化,百病丛生。《四诊抉微》云:"肥人多中风,以形厚气虚,难以周流而郁滞生痰。"《世补斋医书·释饮》云:"但有一毫阳气不到处,即为水之所伏留。"《证治汇补》云:"湿乃津液之属,随气化而出者也,清浊不分,则湿气内聚。"合而言之,元气不足,则诸邪停聚,变生百病。正如《医宗必读》所云:"气血亏损,则诸邪辐辏,百病丛集。"故凡痰核始生,因于虚气留滞者,补气为先,行气活血化痰软坚为后,顺气化痰汤主之。

新加化坚二陈丸

治痰核始生,因于痰湿内阻者。

陈皮	3g	姜半夏	3g	茯苓	6g	炒僵蚕	9g
黄连	9g	生甘草	3g	荷叶	3g	丹参	6g
全瓜蒌	3g	炒苍术	3g	炒白术	3g		

"脉生痰核"之病,亦多发于肥胖之人,因其痰湿壅盛,以致气机阻滞,促痰凝结于脉壁,则痰核始生矣。

《素问·通评虚实论》谓:"甘肥贵人,则膏粱之疾也。""膏粱""者,过食肥甘厚腻所生之痰湿也。《石室秘录》曰:"肥人多痰,乃气虚也。虚则气不能行,故痰生之。"脾为"后天之本""气血生化之源",主运化水谷而成精微,如若清阳不升,脾虚运化乏力,水谷不能化生精微,则反生痰湿,是故"脾为生痰之源","脾失健运,水湿内停"也。痰湿为患,最易阻滞气机,而成痰湿内阻之证,气滞不通,可促痰湿蕴积于皮下,则为肥胖;亦可促痰湿凝结于脉壁,则为痰核始生。

痰湿内阻所生之痰核,其治法当以化痰祛湿为主,辅以行气化痰散结,代表方剂为化坚二陈丸。该方出自《医宗金鉴》卷六十五,主治"痰核结于上下眼胞皮里肉外,其形大者如枣,小者如豆,推之移动,皮色如常,硬肿不疼,由湿痰气郁而成"。本方由二陈汤加黄连、白僵蚕、荷叶而成,具燥湿化痰之功,软坚散结之效,为"胞生痰核"之主方。方中荷叶之用,甚为精妙,《本草纲目》谓之:"生发元气,裨助脾胃。""生发元气"者,升发脾胃清阳也,清阳升则浊阴自降。

脉生痰核与胞生痰核治疗同理,痰湿内阻者,必用化痰燥湿之法,"新加化坚二陈丸"主之。加丹参者,引诸药入血脉也;加瓜蒌者,与黄连、半夏为伍,辛开苦降,化痰兼能开郁也;加苍术、白术者,健脾胃以绝痰湿之源也,《丹溪心法》谓:"凡肥白之人,沉困怠惰,是气虚,宜二术。"本方始用汤剂,取效之后,可改制成丸剂,缓缓消磨,自可收功。

痰核已成第八

内消软脉汤

治痰核已成，痰瘀互结者。

陈皮	9g	茯苓	9g	姜半夏	9g	白僵蚕	9g
玄参	9g	生牡蛎^{先煎}	9g	海藻	9g	昆布	9g
炮山甲	3g	皂角刺	3g	浙贝母	9g	天花粉	9g
夏枯草	9g	橘核	9g	醋鳖甲	9g	姜黄	9g
丹参	9g	当归	6g	制乳香	3g	制没药	3g
炒芥子	6g	白芷	6g	薄荷	6g	香附	6g
生黄芪	9g	灵芝	9g	金银花	9g	黄连	9g

痰核始生，即小且薄，尚无症可寻。若未及时消退，痰核渐长，终将影响血液正常运行，继而出现血脉瘀阻之证。痰核生于头颈脉壁，其人必头晕、头痛、头昏、健忘；痰核生于心之脉壁，其人必胸闷、胸痛、心悸、短气。然既为血脉瘀阻之证，何以用活血通脉治法，仅可取一时之效，后渐加重，竟成不治之证耶？不知血脉瘀阻仅为其标，脉中痰核方为其本，是故消退痰核为治本之法。

夫脉生痰核俱为宿痰失道，与瘀毒互结，留驻于脉壁所致。盖"脾为生痰之源"，或先天脾胃禀赋不足、或嗜食膏粱厚味，皆可致脾虚运化失司，以至水谷精气敷布失常，化生痰饮；痰之特性，随气而行，若气机条顺，痰皆可化,若气机郁滞,与宿痰相结,则生痰核,痰核结于臂部,则为臂生痰核,结于颈部,则为颈生痰核,结于脉壁,则为脉生痰核,即动脉粥样硬化。痰聚日久,未有不及血者,甚至破坏形质,产生毒邪,遂成痰瘀毒互结之势,缠绵难愈。故"脉生痰核"治法当以化痰散结为主,兼顾健脾、行气、化瘀、解毒,方用内消软脉汤。

此方为脾、心、肝三经同治之法,寓散于补之中,寄消于升之内。燥湿化痰散结为主,更兼补益脾土之元,则脾气健运,何难分消宿痰;活血解毒散结之时,佐以升提肝木之气,则肝气通顺,何至聚痰成核。脉壁者,筋膜贯通,始能舒缩,属肝也。陶弘景云:"肝德在散。"故以薄荷、香附、半夏、僵蚕诸药辛以散之、以顺肝德,是为本方取效之关键。痰之为病,既顽且幻,似乎治血易而治痰难,然而均无所难也。此方三月可见小效,改制成丸剂,守方缓图,自可收内消痰核之功。

内消软脉汤非独治脉生痰核,其他所治之病,并列于后。

脱发

病后或劳烦以致头发脱落,人皆言伤血,不知皮里肉外痰瘀互结,阻塞经络,血不上荣,故发脱落,方用内消软脉汤加川芎,引药力上达巅顶。无病脱发,亦是痰瘀。

头痛

头痛或如针刺、或痛有定处,瘀血也;或忽发忽止、或筋急挛缩,风痰也。方用内消软脉汤加天麻、川芎、全蝎、蜈蚣。

头昏

有病头脑昏沉、似痛非痛、如在云里雾里、耳不聪目不明者,是为脾气不健、升发无力,先用东垣益气聪明汤,多可获效。不效者,是兼痰瘀阻络也,方用内消软脉汤加参芪。脾德在缓,以甘补之,参芪之用也。

头胀

有病头胀目赤、面色如醉、急躁易怒者,是为肝阳上亢,先用天麻钩藤饮或镇肝熄风汤,多可获效。不效者,是兼痰瘀阻络也,方用内消软脉汤加重剂赤白芍。肝苦急,急食甘以缓之,适其性而衰之也。以辛补之,以酸泻之。芍药酸可泄肝之亢,甘可缓肝之急,平肝潜阳可堪大用也。

头晕

头晕有水饮,必天旋地转,蠲饮可愈;有肝风,必面红目赤,用平肝可愈;有肾虚,必腰膝酸软,用补肾可愈;有气虚,必神疲乏力,用参芪可愈。查患头晕者,无水饮、肝风、肾虚、气虚等症,如饮酒之后,似晕非晕,莫可名状,百方不效者,守此方可愈。

痤疮

夫痤疮,俱为痰湿与瘀毒互结,留驻于皮肤所致,方用内消软脉汤加枇杷叶,引药入肺走表,无瘢痕之患。

舌下脉络青紫

一女年五十八,脉生痰核,服内消软脉汤7剂,舌下脉络青紫消退,啧啧称奇。后乃留意观察,凡脉生痰核兼有舌下脉络青紫者,俱为青紫消退在前,痰核消退在后。盖因人身血脉,悉数相通,内消软脉汤不独能内消痰核于无形,更能周通一身之血脉故也。无病而舌下脉络青紫者,此方亦效。

瘿瘤

盖瘿瘤俱为痰核结于甲状腺也,方用内消软脉汤加桔梗,引药直达病所。

胸闷胸痛

胸闷胸痛,人皆言血脉瘀阻,不知脉中痰核方为其本,方用瓜蒌薤白白酒汤合内消软脉汤,闷疼立止,守方缓图,可拔其病根。

入睡困难

经曰：阳入于阴则寐，阳出于阴则寤。入睡困难一证，人皆以为或阴血不足，或阳热内扰，导致阳不入阴所致。殊不知痰瘀阻滞经络，阳气如何行入阴血，阴阳岂能交融乎？内消软脉汤重用茯苓至 50g，覆杯而卧。

早醒

早醒于子丑，肝胆枢机不利也，方用内消软脉汤加乌梅、肉桂。

噩梦

噩梦纷纭，惊呼喊叫，用黄连温胆汤可愈。然或有不效者，痰兼瘀血也，方用内消软脉汤加桃仁、大黄。

筋瘤

筋瘤者，今之下肢静脉曲张也。凡脉生痰核兼有筋瘤者，服内消软脉汤，俱为筋瘤消退在前，痰核消退在后。欲辨内消软脉汤取效与否，但查其舌下和下肢脉络变化，即可先知也。

腰腿痛

腰腿疼痛，诸药不效，痰瘀阻络也，方用内消软脉汤加三七、土鳖虫。

臂生痰核

一男年四十五，双臂遍生痰核，肿硬疼痛，已有十余年，遍服诸药不效，余用内消软脉汤，先变软，后变小，直至消无芥蒂。盖因臂生痰核与脉生痰核治法同理也。

乳生痰核

一女年三十许，乳生痰核，疼痛难忍，用内消软脉汤倍乳香、没药，加瓜蒌，三剂痛止，两月全消。

结节

结节一症，俱为痰核，治疗须早，迟恐生变。方用内消软脉汤为丸，缓缓消磨，自可收功。结于肝经者，加大黄为引；结于心经者，加旋覆花为引；结于脾经者,加白术为引;结于肺经者,加葶苈子为引;结于肾经者,加硝石为引。病去药止,不可多服。

新加开郁散

治痰核已成,因于气滞者。

白芍	15g	当归	6g	炒芥子	9g	柴胡	3g
炙甘草	3g	全蝎	3g	炒白术	9g	茯苓	9g
郁金	6g	香附	9g	天葵草	9g	丹参	9g

夫脉生痰核俱为宿痰所结,沈金鳌在《杂病源流犀烛》中所云:"痰之为物,流动不测,故其为害,上至巅顶,下至涌泉,随气升降,周身内外皆到,五脏六腑俱有。"而究其宿痰所成,绝非一日一时之患,多因情志、生活作息、饮食偏嗜而使痰生,日积月累则痰湿愈发顽固,宿痰则成。观其生成路径,"气滞"之病因病机随之浮现,正如《杂病广要》云:"人之气道贵于顺,顺则津液流通,决无痰饮之患,一失其宜则气道壅塞,停饮聚于隔上,结而成痰。"丹溪亦于《局方发挥》中指出"气郁为湿痰""气郁生涎郁胸中"。故情志不畅、气郁日久,气道不顺则致津液运行不畅,凝结而成痰。痰凝不化,郁久入络,结于血脉,则生痰核。痰核责之于气者,当以调气为要,气行则津液通畅,痰归常道,且无再生之机,此为本。

夫气机之患多源于肝胆,此二者乃一身之枢机,主气机之升、降、出、入。气郁则津停痰生,加之"肝气一动,即乘脾土",脾不升清,则生痰湿。痰已成,凝结血脉,更可阻塞一身之气血通路,以致气机愈加郁滞,此乃恶性循环也。用之临床,若脉生痰核因于气滞不通者,当以行气化痰为本,佐以活血通经之物,从本论治,疗效斐然。开郁散方出自《洞天奥旨》,乃疏肝行气散结之方,兼健脾利湿,通调之力甚佳,而不至攻伐太过,主治肝胆郁结之痰核瘰疬,加丹参者,引诸药入血脉也。行气开郁之法,轻巧灵动为上,顺势而为,四两可拨千斤,剂量不宜过大。

新加夏枯草汤

治痰核已成,因于郁火者。

夏枯草	18g	当归	9g	白术	6g	茯苓	6g
桔梗	6g	陈皮	6g	生地	6g	柴胡	3g
炙甘草	3g	浙贝母	6g	香附	3g	白芍	6g
白芷	3g	红花	3g	丹参	9g	龙胆	9g

《医述》有云:"热痰者,痰因火盛也。痰即有形之火,火即无形之痰;痰随火而升降,火引痰而横行,变生诸证,不可纪极;火借气于五脏,痰借液于五味;气有余则为火,液有余则为痰。"医者面临之病患,体质各异,若有素来阳热盛者,形体壮硕,面红目赤,口苦咽干,气粗口臭,易大便秘结、心烦易怒,若遇事情志不畅,则郁积之气转而化火,气滞与火热并存。气滞则津液不运,木郁克土,脾土运化失调痰湿则生;火热蕴于体内,则炼液为痰,则宿痰之成愈速也。或素体无热,而痰成已久,有形之邪郁积日久则易化火,终成郁热之证。血脉之痰蕴有郁火,实难辨其紧要病机,火常藏匿于痰之表象之内,或曰:"人有胸闷呕恶,有脘痞不舒,痰湿之为患也,何来寒热?"此时需辨其本质,观其舌,诊其脉,细察其症状,若人苔腻而舌红,脉滑且数,并火热之症状,可诊为郁火也。则可用清化热痰之品解其病机,但切记合用行气之物,郁火生痰,"郁"为先,气道畅达则邪热有处可泄,痰可消也。

夏枯草汤源于《洞天奥旨》,方中以清热解毒之品为君药,加以行气化痰散结之品，主治"瘰疬、马刀，不问已溃未溃，或已溃成漏，形瘦，饮食不甘，寒热如疟，渐成劳瘵"。又加丹参凉血活血通经，龙胆更助清肝胆火热之功，由此，郁火可泻，痰核可消，不过此痰乃顽痰宿痰，结于火热则日久益坚，化痰非一时之功可达，需心怀耐心，细观证候变化，随时调整施方用药，若邪热已清仍用寒凉之品，则更易伤脾而助痰湿，故临床施诊，必时时谨慎揣度，关注病机变化，不得大意。

新加消瘰丸

治痰核已成，因于阴虚者。

| 玄参 | 9g | 生牡蛎^{先煎} | 9g | 浙贝母 | 9g | 丹参 | 9g |
| 当归 | 9g | 制乳香 | 3g | 制没药 | 3g | | |

"脉生痰核"之病，亦可发于阴虚之体，其人必苦于五心烦热、口干欲饮、时时心烦，皮肤干痒。"脉生痰核"分明为痰湿所结，阴虚之人津液尚乏，何来痰核？不知阴虚者必有虚火生，虚火日久，炼液为痰，此痰更易藏于虚火扰动之处，如血脉之中，故此痰更不易为医者所辨别，且更为顽固难祛。

消瘰丸源自《医学心悟》，瘰多生于耳前后者，肝之部位也，凡由肝阴不足，虚火炼痰而成者，初起即宜消瘰丸消散之。玄参清热滋阴，凉血散结；牡蛎软坚散结；贝母清热化痰。三药合用，可使阴复热除，痰化结散，使痰核自消。加丹参、当归、乳香、没药者，引诸药入血脉，活血以散结也。此方化痰而不伤阴，痰核已成因于阴虚者，守此方缓图，自可收功。

化浊消核汤

治痰核已成，因于湿浊者。

陈皮	9g	姜半夏	6g	茯苓	6g	炙甘草	3g
丹参	9g	浙贝母	6g	全瓜蒌	6g	黄连	9g
炒苍术	6g	厚朴	6g				

《素问·通评虚实论》谓："甘肥贵人，则膏粱之疾也。""膏粱"者，过食肥甘厚腻所生之痰湿也。《景岳全书·杂证谟》云："百脏之病，虽俱能生痰，然无不由乎脾肾。盖脾主湿，湿动则为痰；肾主水，水泛亦为痰。""食饮入胃，游溢精气，上归于脾"，若脾输布精气之力弱，则生"湿"；肾为一身水道通调之源，若肾虚则水乱，人体之水不能顺利携毒排出体外，滞于体内，则为"浊"，湿浊滞于体内，得气滞则聚，得火热则凝，日久从络入经，潜入血脉，脉生痰核则成。年老脾肾两虚，痰浊为患，形体肥胖者，易患此症。

此方于二陈汤化裁而成，以燥湿化痰为治法之要，兼顾日久所化生之热邪、瘀血，加以散结、行气之品，大体观之，无攻伐猛烈之品，但其紧抓痰核之湿浊病机，以化痰降浊为本，缓调其血脉，若患者病症未见明显波动，守方数月，必见疗效。

化浊消核一方虽以"消核"为意，然其固护中焦、清热行气之功用于他症亦不可小觑。脾胃相关病症，如痞满、胃痛，若兼有气滞痰湿、寒热错杂者亦可用此方。

阳和软脉汤

治痰核已成，因于阳虚者。

熟地	30g	肉桂	3g	蜜麻黄	3g	鹿角胶	9g
炒芥子	6g	姜炭	3g	生甘草	3g	丹参	9g
三七	3g						

"脉生痰核"之病,亦多发于阳虚阴盛体质。阳气乃一身气血津液运行之原动力,"阳化气,阴成形",阳虚不能化气,则阴液易凝聚成形。脾胃借阳气宣通之力,以运化精微而生气血,阳气亏虚,脾胃虚弱,则运化失常,结为痰湿;阳气亦为人体之屏障,阳气亏虚,风寒内侵,并与痰湿相搏结,凝聚不化,更易导致寒痰凝滞,结为痰核。

此方为阳和汤方加丹参、三七而成,阳和汤出自《重楼玉钥》,主治阳虚寒凝之阴疽之证,方中重用熟地,滋补阴血,填精益髓;配以血肉有情之鹿角胶,补肾助阳,益精养血,两者合用,温阳养血,以治其本,共为君药。少佐以麻黄,宣通经络,与诸温和药配合,可以开腠理,散寒结,引阳气由里达表,通行周身。甘草生用为使,解毒而调诸药。纵观全方,补血与温阳并用,化痰与通络相伍,益精气,扶阳气,化寒凝,通经络,温阳补血与治本,化痰通络以治标。寒痰凝于血脉,故加丹参、三七活血通经之物,久痰必有血瘀,且脉中痰核顽固难化,化痰之时加活血通络之物可引余药入血脉,助散结之功。"病痰饮者当以温药和之"为治痰湿凝聚之大法,寒痰凝聚之脉生痰核,阳和软脉汤主之。

痰核坚化第九

软脉化坚汤

治痰核坚化,因于痰瘀互结者。

| 核桃仁 | 30g | 鸡内金 | 30g | 丹参 | 15g | 玄参 | 15g |
| 浙贝母 | 9g | 生牡蛎^{先煎} | 9g | | | | |

痰核既成,痰注脉壁,瘀血留着,日久痰瘀互结,兼有化热之势,热煎熬痰瘀,使气血更为壅滞,久则痰核坚化,斑块钙化形成。《灵枢·百病始生》:"温气不行,凝血蕴里而不散""汁沫与血相搏,则并合凝聚不得散,而积成矣"。郁而化热,伤津耗气,使痰邪愈发顽固,痰核坚化,表面形成纤维帽,或附钙盐沉积,或被胶原覆盖,治法应取清痰散结、化石消癥之意,消其顽固宿痰。清朝医家程钟龄说:"消者,去其壅也,脏腑经络之间,本无此物,而忽有之,必有消散,乃得其平。"

然此时仍以痰瘀互结为主,可投以软脉化坚汤消积散瘀,化痰散结。本方重用核桃仁、鸡内金为君,用以活血化瘀,软坚散结。核桃仁甘温,《本草求真》曰:"胡桃,味甘而三焦可利。疮肿、鼠瘘、痰核,取其用能通郁散结。"鸡内金又名化石胆,张锡纯所著《医学衷中参西录》中记载:"鸡内金,鸡之脾胃也,其中原含有稀盐酸,故其味酸而性微温,中有瓷、石、铜、铁皆能消化,其善化瘀积可知……不但能消脾胃之积,无论脏腑何处有积,鸡内金皆能消之。"二者相伍,一通一消,使血瘀得通,痰浊得散,痰核得化。

另方中玄参、贝母、生牡蛎,即为"消瘰丸"易煅牡蛎为生牡蛎,取其性偏寒凉、软坚散结之功。消瘰丸出自清代名医程钟龄之《医学心悟》,为消瘰专方,有清热化痰、软坚散结的功效,主要治疗痰瘀互结、阴虚失养之瘰疬、痰核等症。方中玄参咸寒质润,既能软坚散结,泻火解毒,又可滋养阴液;牡蛎软坚散结、化痰消瘰;贝母苦寒,能清热化痰,散结消痈。三药合用,软坚散结治其标、养阴清热治其本,标本兼治使阴复热除,痰化结散,使痰核自消。方中加入丹参者,引诸药入血分也。由此,则坚化之痰核自消。

新加香贝养荣汤

治痰核坚化,因于气血两虚者。

炒白术	9g	生晒参	3g	茯苓	6g	陈皮	6g
熟地黄	6g	川芎	6g	当归	6g	浙贝母	6g
香附	6g	白芍	6g	桔梗	3g	生甘草	3g
核桃仁	30g	鸡内金	30g	丹参	15g		

痰核坚化,亦有因于气血两虚者。痰核已成,或源于虚气留滞,或起于痰湿内阻,故本有脾失健运,气机阻滞之溯源。今无形之邪形成有形之体,气虚推动无权则痰湿困脾更甚,脾不运则气血生化失源,水谷精微运化失常;血虚则血脉运行不畅,瘀血难去、新血难生;二者相叠,痰瘀愈甚,气血愈虚,循环往复,痰核坚化。

因于气血两虚之痰核坚化当补气养血,化痰行瘀,方用新加香贝养荣汤。该方出自《医宗金鉴》卷六十四,主治"肝郁凝结于经络,石疽生于颈项两旁,形如桃李,皮色如常,坚硬如石,痛而不热,初小渐大,难消难溃,既溃难敛,而属气虚者"。石疽之病指:疽之发于肌肤而坚硬如石者。《诸病源候论》卷三十三："此由寒气客于经络，与血气相搏，血涩结而成疽也。其寒毒偏多，则气结聚而皮厚，状如痤疖，硬如石，故谓之石疽也。"

脉生痰核与肌肤之疽治疗同理，于补气养血中辅以化痰祛瘀，"新加香贝养荣汤"主之。方中参、苓、术、草为四君子汤，以之补气；地、芍、归、芎为四物汤，以之养血，气血两补，匡扶正气；辅以桔梗、茯苓、贝母化痰凝，散积滞；佐以香附、陈皮行滞气，通调三焦，除滞消肿；新加核桃仁通郁散结、鸡内金消坚化积、玄参活血祛瘀，全方补中寓攻，补为攻设，攻补兼施，痰核自消。

痰核腐化第十

清眩宣痹饮

治痰核腐化,因于气虚毒损者。

生黄芪	10g	黄精	10g	天麻	10g	丹参	15g
三七	6g	炒苍术	6g	胆南星	6g	黄芩	10g
金银花	10g	郁金	10g	陈皮	6g		

"痰核腐化"之变,多发于中老年人,因其元气渐衰,祛邪无力,以致邪气留恋,蕴久化毒,损害形质,则痰核始腐化矣。此种病理机转,恩师王永炎院士称之为"毒损络脉",方用"清眩宣痹饮"。

"毒损络脉"学说由"毒损脑络"发展而来,是导师王永炎院士对血管相关疾病中医病机的创新性深入认识。"毒损脑络"的主体思想和假说在1997年被提出,王永炎在《关于提高脑血管疾病疗效难点的思考》中指出,"中风病古今在临床治疗上,有主风说,主火说,主瘀说,主痰说等,但中风病的发生与发展是多种致病因素相互作用的结果,不同的病程阶段,其证候表现也不相同……现代科学研究发现脑血管疾病多因素的致病机制及中医单一和多因辨证疗效的不确切和不可靠,促使我们对中风病的病因病理做更加深入的研究。毒邪和络病的提出,也就自然而然产生了……毒,何谓也,我们认为主要是邪气亢盛,败坏形体即转化为毒。毒系脏腑功能和气血运行失常使体内的生理或病理产物不能及时排出,蓄积体内过多而生成。中风后,可产生瘀毒、热毒、痰毒等,毒邪可破坏形体,损伤脑络,包括浮络、孙络和缠络……在辨证与方药方面考虑到毒邪的作用以解毒为大法,疗效有一定的提高。临床上初步显示了可喜的苗头,值得进一步重视研究。"

中风病"毒损脑络"病机假说,是中医学认识史上由外风到内风,由风火痰瘀虚到浊毒蕴结脑络病机认识的又一次飞跃。该假说有效指导了临床实践,切实提高了临床疗效,并在后续的大量研究和探讨中被逐步完善和发展,继"毒损脑络"提出之后,"毒损心络""毒损肾络""毒损肝络""毒损肺络"等假说相继被提出,引发了中医界对"毒"与"络"关系的大讨论。2003—2005 年王永炎院士亲自执笔并公开发表《络脉络病与病络》《病络与络病对比研究》等重要文献,总结了络脉与络病的研究概况,提出了"病络"的概念和新的络病理论,逐渐形成了"毒损络脉"病因与发病学说。毒损络脉是疾病发展到一定阶段,病情骤然发生变化的节点,标示着病情突然加重,诸邪蕴结成毒,毒邪入络、损络,进而引起毒邪扩散蔓延,使毒邪效应骤然增强,毒邪靶位骤然扩大,并序贯引起脏腑组织损伤,形质败坏而使病情突然加剧的一种疾病状态或动态过程,痰核的腐化,易损斑块的产生,正符合这一过程和状态。

根据导师的临证经验,"清眩宣痹饮"可益气化痰,活血解毒,善治眩晕、头痛反复发作,耳目不聪,肢体手足麻木,多为一过性,或轻或重,总因昏眩暂停工作,急需平卧,影响工作。舌质黯,苔白腻,发作时脉细弦数,平时脉弦滑。

始于气虚开端,浊毒、瘀毒、火毒增生,损伤斑块脉络。中医以稳定颈动脉斑块、狭窄复方治疗,祛瘀通痹,预防中风及 TIA 发病。黄芪、黄精甘温性平,厚土德,补后天而养先天,主中央,辅四旁,怡情志,纳化常,列为君药;丹参、三七、天麻、胆星、黄芩、金银花六味,因浊、瘀、火、毒损脉络,宣痹解毒为臣药;苍术可祛湿浊,郁金气中血药,陈皮随升降通补而为佐使药。

毒损络脉的内涵可理解为以下三层意思：①邪气成毒化；②成毒损伤化；③毒损的重要环节是毒损络脉，即毒邪形成而表现出毒性后，可以损伤多种靶标而具有多种靶向途径，其中络脉是最重要的靶向途径之一。动脉粥样硬化易损斑块的形成过程，是典型的毒损络脉表现，这一过程是虚、瘀、痰、毒共同作用的结果。《金匮要略心典》云："毒，邪气蕴结不解之谓。"易损斑块之毒，乃痰、瘀蕴结不解所化，然痰瘀之邪，何以久蕴不去，究其根源，气虚不能祛邪故也。《世补斋医书·释饮》云："但有一毫阳气不到处，即为水之所伏留。"非独水饮，痰湿、瘀血尽皆如此，故凡痰核腐化，因于气虚毒损者，补气为先，化痰湿、祛瘀毒为后，"清眩宣痹饮"主之。

四妙勇安汤

治痰核腐化，因于热毒者。

| 金银花 90g | 玄参 90g | 当归 60g | 生甘草 30g |

痰核已成之后，痰瘀化热，互相搏结，蕴久生毒，所谓"火蕴不解而成热毒"也。毒聚不散，败坏形质，则易损斑块形成，此痰结毒深故也。如《金匮要略心典》云："毒，邪气蕴结不解之谓。"《临证指南医案》云："痰壅无形之火，火灼有形之痰，即热邪熏蒸津液成痰，痰续阻碍气道而生火。"郁而化热，痰、瘀、热邪相互胶结，终易致化腐成毒。腐化与坚化之痰核，皆非日久不可形成，故其表面往往也覆盖着纤维薄帽，其中却蕴藏富含脂质和炎性细胞，成腐成脓，极易破裂暴露。此时，痰核局部表现以"热、毒、瘀"为主，辨证为热毒炽盛、瘀血内阻。

因于热毒腐化之痰核，多以清热解毒为主要治法，当予四妙勇安汤以解毒祛腐，活血通脉。四妙勇安汤由金银花、玄参、当归、甘草四味药组成，最早见于华佗的《神医秘传》，清代鲍相璈将其收载于《验方新编》中，并命名为"四妙勇安汤"，主治热毒炽盛所致脱疽，并被称之治疗脱疽"一连十剂，永无后患"。"此症生手、足各指，或生指头，或生指节、指缝。初生或白色痛极，或如粟米起一黄泡。其皮或如煮熟红枣，黑色不退，久则溃烂，节节脱落，延至手足背腐烂黑陷，痛不可忍"。近现代医者多在此基础上，灵活加减运用于周围动脉病变、肢体静脉病变、肢体皮肤及免疫性血管病等证属热毒型或湿热型者。

痰核腐化亦为血脉壅塞、伤阴腐热之理，故投银花甘寒气清，善于清热解毒，为治疗热毒之要药，《本草求真》言其"是以一切痈疽等病，无不藉此内入，取其气寒解热，力主通利"，故重用为君药；辅以玄参咸寒入血，泻火解毒，养阴散结为臣药；配以当归活血养血，流通血脉为佐；甘草生用清解百毒为使，且配银花以助其清热解毒之力，合当归、玄参养阴生津。"四妙"者，言本方药仅四味，然功效绝妙，且量大力专，以奏解毒祛腐，活血通脉之效。

化浊稳斑汤

治痰核腐化，因于浊毒者。

陈皮	9g	姜半夏	6g	茯苓	6g	生甘草	6g
炒枳实	6g	全瓜蒌	6g	黄连	9g	丹参	9g
玄参	9g	当归	9g	金银花	9g		

痰核腐化，亦有因于浊毒者。痰核已成，若其人素为脾失健运、痰涎壅盛之体，则湿邪内蕴，久而成浊，进而宿痰失道，侵入痰核之体，毒聚不散，气血衰败，化浊成腐，易使斑块形成。

"浊毒"之概念源于浊邪与毒邪之理论。中医学认为浊与清是一组相对的概念,如《素问·阴阳应象大论》云:"清阳出上窍,浊阴出下窍;清阳发腠理,浊阴走五脏;清阳实四肢,浊阴归六腑。"可见,《黄帝内经》对浊的认识除体内消化代谢产物外,还代指水谷精微中黏腻重浊的部分。"浊邪"一词,首见于《金匮要略·脏腑经络先后病脉证》篇:"清邪居上,浊邪居下。"此处之浊邪,与湿邪相同。现代常认为"浊邪,重浊之邪气也",指重秽、浑浊之物,多因脾虚或肝气犯脾,脾失健运,湿邪内生,日久成浊。"毒邪"在中医学中的含义较多,此处多指内外致病因素中致病性强,能够对机体产生严重危害者。尤在泾在《金匮要略心典·百合狐惑阴阳毒病脉证治》篇注:"毒者,邪气蕴蓄不解之谓。"意为邪气长期在体内蓄积,久而不去,毒邪由生。李佃贵教授首创"浊毒"学说,其学说认为浊性污秽、浑浊稠厚;毒性陈腐、质变有害。二者性质类同,极易相生互助,相夹为虐,合为一体,浊毒并称。浊毒多为水湿代谢失常凝集而成的病理产物,其产生多因脾失健运,水液凝聚化热为浊毒。脾胃居于中焦,脾主运化,以升为顺,胃主受纳,以降为和。脾胃升降有序共同完成受纳、腐熟水谷,运化、输布津液精微物质的功能。若素体脾失健运,升降失司,水谷精微不能输布全身,反水湿凝集,蕴结日久化热,而成浊毒。

痰核腐化因于浊毒者,当化浊解毒、祛瘀散结,病久易有郁热,当辅以清热解毒,方选化浊稳斑汤。方中二陈汤为君,为治疗一切痰浊之基本方;痰核腐化,莫不由于热毒,方中银花、玄参、当归、甘草即为四妙勇安汤,以解毒祛腐、活血通脉,辅以丹参加强化瘀之效,兼引诸药以入血脉;黄连、半夏、瓜蒌为小陷胸汤,取其清热涤痰之效;浊毒为患,最易阻滞气机,善治痰者先治气,"气顺则一身之津液亦随气而顺矣",辅以陈皮、枳实行气消积,由此浊毒可清、痰湿可化,斑块趋于稳定。

新加犀角地黄汤

治痰核腐化，因于血热妄行者。

水牛角	30g	生地	24g	芍药	12g	丹皮	9g
三七	9g	白茅根	30g	侧柏叶	15g	小蓟	15g
生地榆	15g						

痰核腐化，亦有因于血热妄行者。大凡成形之痰核，内皆有络脉新生，该新生络脉既娇嫩且易破，倘若其人素体血热，极易损伤斑块内部之娇嫩脉络，以致络伤出血，瘀血留驻，与脉壁痰核相互煎灼，久则灼肉腐血，使斑块腐化。元代医家齐德之曰："《内经》谓血热肉败，荣卫不行，必将为脓，留于节腠，必将为败。"叶天士《温热论》有云："入血就恐耗血动血，直须凉血散血。"此证热邪深重，当急投以新加犀角地黄汤，清热解毒、凉血散瘀。

此方为千古名方，同名之方甚多，《备急千金要方》记载之方较为常用，后编入《温病条辨》下焦篇："时欲漱口不欲咽，大便黑而易者，有瘀血也。"营热入血，迫血妄行，此际不清其热则血热不宁，不散其血则瘀血不去，方中犀角（已禁用，以水牛角代）咸寒，直入血分，凉血解毒为君；生地清热凉血，养阴生津，既助君药清解血分热毒，又可复已伤之阴血；丹皮、芍药清热凉血，活血散瘀，既增凉血之力，又防留瘀之弊。此外，于方中加三七者，和营止血，通脉行瘀；白茅根、侧柏叶、小蓟、生地榆之属，皆凉血止血之品，《神农本草经》云："白茅根，味甘、寒，无毒。主治劳伤虚羸，补中益气，除瘀血，血闭。"《本草纲目》云："小蓟，破宿血，生新血。"二者配于大队凉血止血药中，可奏止血不留瘀、祛瘀不伤正之效。全方中凉血与活血散瘀并用，热清血宁而无耗血动血，凉血止血而不留瘀，如此则血热得清，瘀血得散，可放破溃之坏证。

痰核破溃第十一

活血解毒汤

痰核始溃,瘀毒壅盛者。

制乳香	9g	制没药	9g	赤芍	9g	三七	9g
金银花	9g	玄参	9g	当归	9g	生甘草	9g

痰核既成,毒邪内蕴,日久破坏形质,痰核逐渐腐化,脓毒内生,终将破溃。痰核始溃,脓毒从中逸出进入脉管,影响血液正常运行,继而出现血脉闭阻之证。痰核生于头颈脉壁,痰核破溃后其人轻则头晕目眩、头痛、头昏,重则突然昏仆,半身不遂,言语不利,口眼㖞斜;痰核生于心脉,溃后轻则胸闷、胸痛、心悸,重则胸痛彻背、冷汗淋漓、喘促、手足厥冷、脉微欲绝;痰核生于手足四肢脉壁,溃后轻则手足肢冷,麻木疼痛,重则肢端缺血坏死,形成坏疽。既然临床所见,为典型血脉闭阻之证无疑,何以用活血通脉治法,或有效者,或有突然加重者,竟成不治之证耶? 不知血脉瘀阻仅为其标,痰核破溃方为其本,是故急则治标,活血化瘀固然重要;然破溃之痰核更需尽快愈合,否则瘀毒腐败之物不断溢入血脉,经络闭阻反复出现,终成不治之症。

痰核破溃的根本形成机制在于瘀毒蕴蒸日久,渐致气血衰败,痰核腐化日久破溃,虽与皮肤痈疽破溃病位不同,但病理机制和治疗大法可以互相参考借鉴。痰核破溃之病机,总以"瘀毒互结为核心":《中藏经·论痈疽疮肿第四十一》中提到:"夫痈疡疮肿之所作也,皆五脏六腑蓄毒之不流则生矣。"

《外科心法要诀》中有"痈疽原是火毒生"的说法，认为风、寒、暑、湿、燥、火皆能引起疮疡起病，但尤以"火毒""热毒"最为常见。古今治疗痈疽、疮疡、痰核破溃等疾病，多以清热解毒为主要治法，如四妙勇安汤主治热盛脱疽等。蕴毒日久未有不及血者，必以阻碍血行，行成血瘀，然血瘀日久亦蕴生毒邪，形成毒瘀互结之证。《重订广温热论》中说："毒火盛而蔽其气瘀其血。"中医以解毒为主治疗痈疽、疮疡、痰核的方剂，大部分合用活血化瘀之药，如仙方活命饮中有当归、乳香、没药活血化瘀等。

所谓"但世以疮形言之，曰外科；治以气血言之，即内伤"，是以外科内伤本自同源，但以病机为要务，病机一致，法则相同。故治疗痰核始溃当以行气活血，清热解毒为第一要义。方中乳香气香窜，偏入气分而善于调气，没药气薄偏入血分，而长于散瘀，破泄力大，赤芍长于清热凉血，三七"血中气药"，长于活血化瘀，四药相合，气血同治，协调为用；辅以金银花甘寒入心，善于清热解毒，当归活血散瘀，玄参泻火解毒，兼能化痰散结，甘草生用清解百毒，四药相合取义四妙勇安汤，不仅有滋阴清热，活血解毒之效，且有化痰、软坚、散结之功，应用于痰核腐化有较好的疗效。

古人云："外治之理即内治之理，外治之药即内治之药，所异者法耳。"脉中痰核始溃与外科痈疽始溃治疗同理，火热蕴毒，必以清热解毒之法，然脉中痰核所生日久，必当影响气血运行，故合以理气活血，由此，瘀毒得清，气血得运，痰核得安，破溃之处得以迅速修复。

补气解毒汤

痰核破溃，久不收口，因于气虚者。

生黄芪 90g	当归 15g	金银花 15g	生甘草 15g

天花粉	60g	地龙	15g	丹参	15g	赤芍	15g
制乳香	9g	制没药	9g				

痰核破溃日久,毒邪不去,渐致气血衰败,形成久不愈合之慢性溃疡,即斑块溃疡。斑块溃疡疮口平坦、缠绵难愈,其特征似典型的"久败疮",其病机与治法可以相互借鉴。痰核破溃,久不收口,其病机可归纳为以下两点:一是毒为核心,《医学入门》中记载:"疮口不敛,由于肌肉不生;肌肉不生,由于腐肉不去。"究其腐肉不去的根源则在于毒邪未尽,解毒去腐,肌肉得生,疮口得敛,这便是外科"去腐生肌"的依据。二是气血衰败,《外科全生集》载"脓色清淡者,气血衰也",盖因"脓为气血所化",生肌长肉有赖于气血充足,才容易敛疮收口。"疮形于外,实根于内",就脏腑而言,疮疡的起发、破溃、收口均与脾胃关联密切,《景岳全书》中载"大凡疮疡之作,由胃气不从。疮疡之溃,由胃气腐化。疮疡之敛,由胃气营养",《外科精要》中提到"不生肌,不收敛,脾气虚也",脾主肌肉,脾胃是后天之本,气血生化之源,脾胃健盛则正气充足,内外之邪不易侵袭,疮疡无从发生,或易于生肌敛疮而收口;脾胃损伤,则生化乏源,气血衰败,疮疡溃后难以敛疮收口。故我们提出从"久败疮"论治溃疡久不敛,以补气解毒为治疗大法,应用于临床,确有良效。

补气解毒汤是在北宋《太平惠民和剂局方》神效托里散的基础上加减而成。其中黄芪为关键药物,黄芪在外科被誉为"疮家圣药",始载于《神农本草经》,"主痈疽,久败疮"。张锡纯在《医学衷中参西录》提及,黄芪必生用,则补中有宣通之力,于疮家尤宜。人体正气不足,则疮疡溃久不敛,取黄芪补气,使气盛毒解,不治疮而疮自愈。方中重用黄芪,取其补气生血、托疮生肌之效,黄芪生用寓补中宣通之意;金银花、生甘草清热解毒;浙贝母、天花粉化痰散结;当归、丹参、三七、乳香、没药、地龙活血通络,祛瘀生新。诸药共奏补气解毒,敛疮生肌之功,用之临床,疗效显著。

补气解毒汤亦可用于治疗多种慢性溃疡,包括各种皮肤难愈性溃疡、消化性溃疡、口腔溃疡等,凡久败之疮,皆可应手而效。

新加托里定痛散

痰核破溃,久不收口,因于血虚者。

当归	15g	熟地	15g	制乳香	9g	制没药	9g
川芎	9g	白芍	9g	肉桂	3g	生黄芪	9g
天花粉	9g	金银花	9g	生甘草	9g		

斑块溃疡,亦多发于血虚之人,因其血虚不能濡养,以致余毒不清,腐肉不去,新肉不生,则痰核破溃之后,久久不能收口,成为慢性斑块溃疡。

慢性溃疡多见于老年人或素体气血亏虚的患者中,陈实功在《外科正宗》中云:"脓清或多,疮口散大,不生肌者,里虚欲变证,峻补之。腐肉虽脱,新肉生迟,如冻色者,肉冷肌寒,大温气血。"张景岳《外科钤》:"凡脓溃而清,或疮口不合……皆气血俱虚也,非补不可。"《外科理例》亦云:"生肌之法,当先理脾胃,助气血为主,则肌肉自生。"慢性溃疡皆为气血不足,以气虚为主者,上文之补气解毒汤主之,而以血虚为主者,新加托里定痛散主之。

托里定痛散出自《外科正宗》卷一,《医宗金鉴》卷六十二称为托里定痛汤。主治"痈疽溃后,血虚疼痛不可忍者"。托里定痛汤由二陈汤加乳香、没药、肉桂、罂粟壳而成,具活血定痛,温中托邪之效,《医学纂要》称之为"治疮疽血虚疼痛之圣药"。方中四物汤养血调血,托里充肌为君;臣以乳香、没药透毒消肿,活血定痛,罂粟壳收敛止痛;佐以肉桂温通血脉。《古今图书集成医部全录》称该方:"治一切疮疡,疼痛不可忍,如少壮气充实,先用疏利,后服此药。"

斑块溃疡与皮肤疮疡治疗同理，血虚不充者，必用养血调血之法，"新加托里定痛散"主之。加黄芪、甘草者，兼补脾胃气血生化之源也；加天花粉、金银花者，清热解毒以疗疮也。本方始用汤剂，取效之后，可改制成散剂，缓补气血，自可收功。

阳和生肌汤

痰核破溃，久不收口，因于阳虚者。

熟地	30g	肉桂	3g	蜜麻黄	3g	鹿角胶	9g
炒芥子	6g	姜炭	3g	生甘草	9g	制乳香	9g
制没药	9g	生黄芪	9g	天花粉	9g	金银花	9g

痰核破溃，久不收口，亦有阴证。或问，痰核溃后久不收口，多有余毒虚热未清，何来阳虚？盖久病气血俱虚，内不能和调于五脏，外不能洒陈于六腑，久之则伤及阳气；或因过用寒凉药物，或因素体阳气不足，皆可导致阳虚阴盛，寒痰凝滞，余毒留恋不去，终致痰核溃后肌肉难充，久不收口。

久败之疮，证属阳虚者，中医外科流传有一名方，名曰"阳和汤"，出自王洪绪《外科证治全生集》，主治鹤膝风、附骨疽即一切阴疽。"诸疽白陷者，乃气血虚寒凝滞所致"。阳和汤中重用味甘、性温之熟地黄，填精补髓，生精益血；以味甘、性温、血肉有情之鹿角胶，意在辅助熟地补血滋阴，温壮元阳。两药相伍，以冀阴阳同补，正胜而邪祛。立方佐以肉桂温肾化气，通利血脉，使阳气生化有源；姜炭既暖脾阳、温肌肉，又可引诸药直入血分；麻黄宣通腠理，畅达阳气，芥子逐痰散结，通络，寒有出路。正如王洪绪自序所云："阳和一转，则阴分凝结之毒，自能化解。"对阳和汤中麻黄、肉桂、炮姜三药的运用,马培之曾云:"此方治阴症,无出其右,用之得当,应手而愈。……治之之法,非麻黄不能开其腠理,非肉桂、炮姜不能解其寒凝,此三味虽酷暑不可缺一也。腠理一开,寒凝一解,气血乃行,毒随之消矣。"然阳虽有所化,气未有所补,故合用托里生肌散,以补气活血为主,促进局部气血得充盛。全方配伍,使阳虚得温,气虚得补,毒瘀得散,破溃始敛。

痰核外伤第十二

仙愈散

治痰核外伤，瘀血疼痛难忍者。

| 三七粉 | 3g | 血竭粉 | 1g | 乳香粉 | 1g | 没药粉 | 1g |

痰核外伤是现代动脉粥样硬化性疾病血运重建治疗发展后出现的痰核新转归。基于现代医学的飞速发展，对于动脉粥样硬化的治疗有了越来越多的新认识和新手段，除药物治疗外，支架植入、搭桥手术、球囊扩张等已成为动脉粥样硬化性疾病的常规治疗手段。从中医学角度来看，这些血运重建术会对机体、特别是斑块本身造成创伤，导致瘀血停滞，影响全身或局部气血的运行，出现疼痛、出血等不良后果，甚则加重整个机体血瘀的状态。

外伤致病，虽症状错综繁多，但总以瘀血为核心。《圣济总录》云："若因伤折，内动经络，血行之道不得宣通，血瘀结不散，则作肿作痛。"支架植入、搭桥手术、球囊扩张等血运重建方法导致的痰核损伤，与外伤疾病治法略同，活血散瘀为主，仙愈散主之。该方虽药少量轻，但"轻可去实"，小方有大用。《本草纲目》中记载："三七，近时始出，南人军中用为金疮要药，云有奇功……能治一切血病，与麒麟竭、紫矿相同。"《医学衷中参西录》云："善化瘀血，又善止血亡行，为吐衄要药，病愈后不至瘀血留于经络。"而对于血竭，《唐本草》中是这样描述的："主五脏邪气，带下，心痛，破积血，金创生肉。"由此可见，此两味药在血瘀证治疗中的重要地位。至于乳香、没药，《医学衷中参西录》中写到:"乳香、没药,二药并用,为宣通脏腑、流通经络之要药……外用为粉以敷疮疡,能解毒、消肿、生肌、止疼,虽为开通之品,不至耗伤气血,诚良药也。"全方不仅在遣方用药上量少力专,在剂型的选择上也十分巧妙,李东垣说:"散者,散也。"以散为剂,服法简单,吸收较快,善于速散瘀血、消肿止痛、修复痰核外伤。

行气仙愈汤

治痰核外伤,气滞血瘀者。

三七粉	3g	血竭粉	1g	乳香粉	1g	没药粉	1g
柴胡	9g	炒枳壳	9g	白芍	9g	炙甘草	9g
丹参	15g	砂仁	6g	檀香	6g		

"痰核外伤"之病,古所未有也,其伤在血脉之中,实与皮肤创伤无异,皆以瘀血不散为核心,然多有兼气滞者,因有一分血瘀便有一分气滞,有一分气滞便有一分血瘀,二者互为因果;又瘀则气机不畅,滞则瘀血难行,可致恶性循环,加重病情。其治法当以行气活血为大法,"行气仙愈汤"主之。

行气仙愈汤,以"仙愈散"活血散瘀止痛为基础,仿血府逐瘀汤制方本意,加四逆散行气以助消瘀;加《时方歌括》丹参饮者,增开窍通气之力以助散瘀止痛之用。本方用量宜小不宜大,盖因行气活血之法,轻巧灵动为上,顺势而为,四两可拨千斤。原方取效之后,可制成散剂,守方以取全功。

补气仙愈汤

治痰核外伤,气虚血瘀者。

| 三七粉 | 3g | 血竭粉 | 1g | 乳香粉 | 1g | 没药粉 | 1g |
| 生黄芪 | 15g | 当归 | 15g | | | | |

"痰核外伤"之病,多发于中老年人,因其元气渐衰,推动无力,以致外伤之瘀无力消散;又支架植入、搭桥手术、球囊扩张等现代治法,无不耗伤气血,一致虚者更虚,故"痰核外伤"十之六七兼有气虚,而成气虚血瘀之证。其治法当以补气活血为大法,"补气仙愈汤"主之。

补气仙愈汤,以"仙愈散"活血散瘀止痛为基础,仿当归补血汤制方本意,加黄芪、当归大补气血,以助散瘀疗伤之力;用生黄芪而不用人参者,以黄芪有修复伤口之力,实为外科良药也。本方取效之后,可制成散剂,守方缓图,自可收功。

卷三

宿痰致病论第十三

宿痰成因有二,或为水湿内蕴煎熬日久而成,或为水谷不生精微,反生痰涎而至。明代杨清叟《仙传外科集验方》言,"人身有痰,润滑一身,犹鱼之有涎。痰居胃中,不动则无病,动则百病生。……其常道,则自胃脘达肺脘而出;其失道,自胃脘而流散冷肌肉皮毛之间。"宿痰作为一种病理产物,随气可运行至人体各部,影响机体正常状态及生理功能,导致新的病理产物和疾病的发生。

宿痰生血浊

《素问·经脉别论》篇曰:"食气入胃,浊气归心,淫精于脉。"浊气本归于心而化生营血,若浊气过多,则运化不及从而转变为浊邪。"血浊"一词首见于《灵枢·逆顺肥瘦》篇:"此人重则气涩血浊,刺此者,深而留之。"体重之人饮食过多,脾胃气机涩滞不能运化而生宿痰,宿痰碍于脾胃,又影响气血的化生和正常循行,使食物化生的"浊气"不能正常化生为营血,反而结聚于脉中生为血浊。另一方面,明代医家虞抟在《医学正传》中言:"津液黏稠,为痰为饮,积久渗于脉中,血为之浊。"宿痰失道,入于血脉,其性重着黏滞,影响气血运行,使宿痰与血中精微积滞于脉中,附着于脉壁,遂生痰核。血浊由水谷精微代谢异常而产生,随血行于脉中,其性黏滞,易留于脉道,伏而难去,日久阻滞气机,变生百病。

宿痰生糖浊

糖浊,乃浊邪之糖多者,即糖尿病,古称消渴。消渴之病,《素问·奇病论》篇曰:"病口甘者……此肥美之所发也,此人必数食甘美而多肥也……转为消渴。"沈金鳌《杂病源流犀烛》亦谓："饮啖过度,好食油麦猪脂,以致脾气不利,壅滞为痰。"可见,饮食过度,易伤脾胃,脾胃气虚,运化不利,酿生痰湿,充斥形体,令人肥。内经言肥人多发消渴,究其原因,因糖味甘甜,为脾之味,而肥人脾胃气虚,痰浊壅滞,故脾味不化,致其上乘于口,下渗于尿,内随浊气化于血中,以发上中下三消之症,是为糖浊。

宿痰生风眩

风眩一词,首见于《诸病源候论·风眩候》："风眩,是体虚受风,风入于脑也。"风眩一病主要表现为头目眩晕,其义有二:一者,《素问·至真要大论》曰："诸风掉眩,皆属于肝。"眩晕一证,病位在肝,肝为厥阴风木之脏,故曰风眩;二者,《医方集解》中言："高巅之上,唯风可到。"头目眩晕者多夹风,故曰风眩。中医认为眩晕多为痰扰所致,仲景认为痰饮是眩晕的重要致病因素之一,金元大家朱丹溪言"无痰不作眩"。或因宿痰内阻,气血不利,清阳不升,轻窍失养,发为眩晕;或宿痰多因脾虚而生,脾土虚者,肝木易乘之,肝风横恣夹宿痰上扰,发为风眩;或宿痰日久,郁而化热,热极而生风,亦可发为风眩。

宿痰生血毒

毒作为一种特殊的致病因素,有内毒、外毒之分。《古书医言》载："邪气者,毒也。"《素问·生气通天论》言:"虽有大风苛毒,弗之能害。"提出了毒邪的概念,此处之毒指一种特殊的致病邪气。《素问·五常政大论》中提到风寒暑湿燥火六淫酿而为毒,王冰注:"夫毒者,皆五行标盛暴烈之气所为也。"尤在泾认为"毒,乃邪气蕴结不解之谓"。由此来看,毒邪乃是外感六淫邪气或体内实邪之极者,久则郁结、败坏形体转化为毒。毒系脏腑功能和气血运行失常使体内的生理或病理产物不能及时排出,蓄积体内过多而生成。正所谓"无邪不有毒,热从毒化,变从毒起,瘀从毒结",《类证治裁》中言:"痰核……痰结毒深固而成。"宿痰日久,积于脉道,阻碍气血运行,使血中浊气输布不及，蕴积脉内日久，化为血毒；痰结日久，亦可化热，热毒壅盛，化为血毒。

宿痰生血瘀

叶天士言"久病入血"，宿痰日久，未有不及血者。宿痰黏滞，沉积于脉道，如《灵枢·阴阳清浊》曰"浊者其气涩"，阻碍气血运行，致血行不畅，脉道不利，渐生血瘀。瘀血滞涩，水饮积聚亦可化生为痰浊，正如唐容川《血证论》言："瘀血既久亦可化痰水。"《灵枢·百病始生》言："汁沫与血相搏，则并合凝聚不得散，而积成矣。"津血同源，津凝成痰，血凝为瘀，日久结聚而成痰瘀互阻，亦如《丹溪心法》所云："痰挟瘀血，遂成窠囊。"

血浊第十四

膏浊汤

治膏浊,其质稠厚,如膏如脂,因于痰湿者。

| 黄连 | 18g | 姜半夏 | 9g | 全瓜蒌 | 9g | 萆薢 | 9g |
| 陈皮 | 9g | 黑加仑油 | 9g | | | | |

治膏浊,其质稠厚,如膏如脂,痰重于湿者。

"膏浊"来源于饮食,为生理状态下维持人体正常生命活动所必需。"膏"为津液之合,首见于《灵枢·五癃津液别》:"五谷之津液,和合而为膏者,内渗入于骨空,补益脑髓而下流于阴股。"《类经》亦有云:"膏,脂膏也。津液和合而为膏,以填补于骨空之中,则为脑为髓,为精为血。""浊"为精微之偏稠厚者,《素问·经脉别论》篇曰:"食气入胃,浊气归心,淫精于脉。"若饮食过剩,脾胃转化不及,其所生之"膏"为体内多余之脂肪,"浊"则为精微物质异常沉积于血中的病理状态。故而"膏浊"为过食肥甘厚味,体内膏脂过剩,入于血脉,致使血质稠厚混浊的一种病理状态。另膏油过剩,损伤脾胃,宿痰内生;宿痰停聚中焦,进一步阻碍脾胃运化,胃不降浊,精微不化,则于体内堆积,久而形成混浊稠厚的膏浊。故其治疗应以祛痰清热,恢复脾胃气机升降为主。

方以小陷胸汤化散痰结为主,黄连味苦、性寒,主清热燥湿,又与辛温之半夏相合,辛开苦降,调畅脾胃气机。现代研究证实黄连中的生物碱成分具有良好的调节肠道菌群作用,能加强脾胃运化,又能抗动脉粥样硬化、降低血脂,是治疗膏浊的主药,故重用为君。姜半夏味辛、气温,理气和胃、降浊化痰,为臣。陈皮味辛、苦,燥湿行气,助姜半夏痰消浊之力。然宿着之痰须排之有道,故从《仙传外科集验方》中"人身有痰……其常道,则自胃脘达肺脘而出"之言,取全瓜蒌"开胸膈之痹结,涤痰沫之胶黏,最洗瘀浊"之性,宽胸涤痰、宣降肺气,给痰以出路。另痰为阴邪,得黄连、瓜蒌之苦寒则易凝滞,仲景曰:"病痰饮者,当以温药和之。"故加入荜茇、陈皮,温中下气,消食开痰,善行脾胃之郁,亦佐制连、蒌之寒。黑加仑油经研究证实是一种有效的抗高血脂药物,抗氧化能力强,有降脂、抑制血小板聚集作用,作为使药。全方古今并用,寒温并存,辛开苦降,既恢复中焦脾胃气机升降,又平调寒热,涤痰花浊。治疗膏浊因于痰湿者广有效验。

新加半夏泻心汤

治膏浊,其质稠厚,如膏如脂,因于脾虚痰阻者。

黄连	18g	黄芩	18g	干姜	9g	姜半夏	9g
炙甘草	9g	人参	6g	炒白术	15g	茯苓	15g
黑加仑油	9g						

膏脂为人体的正常代谢产物,其释者为膏,凝者为脂。而膏浊为人体产生的病理产物。正如《中医汇通医经精文》所言:"凡膏油皆脾所生物……脾气足则内生膏油,透于外则生肥肉。"故膏浊之为病,究其根本,乃脾虚不分清浊,津液不化,聚湿生痰,积于分肉血脉所致。痰为阴邪,困阻脾胃,脾阳损伤更甚。脾气不运,脾不散精,膏脂精微留滞中焦,与痰湿相合,阻滞气机升降则成痞,清浊相混则生膏浊。

《医宗必读·痰饮》中言："脾为生痰之源，治痰不理脾胃，非其治也。"膏浊既成，又有脾胃之伤。故治当燥湿行气、补益脾胃，方用新加半夏泻心汤。该方由半夏泻心汤合四君子汤而成，半夏泻心汤为调理脾胃气机升降，行气除痞之名方；合四君子汤健脾益气，利水燥湿。方中苦寒之黄连与辛温之半夏合用，辛开苦降，恢复脾胃气机升降。痰湿停滞，气阻中焦，如《脾胃论》中言"上焦不行，下脘不通，胃气热，热气熏胸中"，故以黄芩助黄连清上焦郁热之力。干姜辛温，燥湿温中，补益火土，助半夏辛温通阳，化脾中浊气。脾胃既伤，故以甘补之。人参甘寒，益胃气而助脾阳；茯苓、白术健脾利水，燥湿化痰；甘草调和诸药，并增补益之效。人参、白术、干姜、甘草相伍为理中汤之意，温中补土、回脾阳以复脾胃健运；人参、白术、茯苓、甘草相配又成四君子汤，益脾气而达健脾运湿之效。黑加仑油为膏浊病之使药。诸药合用，共奏燥湿行气、补益脾胃之功。脾胃和则运化有常，膏油存内则浊无始生，对膏浊脾虚痰阻之证有很好的疗效。

新加当归六黄汤

治膏浊，其质稠厚，如膏如脂，因于肝肾阴虚者。

当归	9g	生地黄	15g	熟地黄	15g	生黄芪	15g
黄芩	18g	黄连	18g	黄柏	18g	山药	15g
山萸肉	15g	泽泻	9g	茯苓	9g	黑加仑油	9g

膏浊之病，亦多发于老年人。《素问·阴阳应象大论》云："年四十，而阴气自半也，起居衰矣。"本自阴亏，又有痰浊阻滞，脾失健运谷食精微不循常道而成膏浊；下焦肝肾不得滋养，故阴虚火旺更甚。

《景岳全书》云："胃为水谷之海，得后天之气也，人之始生，本乎精血之原,人之既生,由于水谷之养,非精血无以立形体之基,非水谷无以成形体之壮。"可见,先天得后天之补则精血充盛,后天得先天之滋则水谷得化。若其人年老体衰,阴气自半,先天匮乏,则后天生化无源。一则痰湿停聚,生为宿痰,精微不化,与宿痰相搏,久而形成膏浊;二则先天之精不得充养,肝肾阴精亏虚则水不制火,形成下焦阴虚火旺之证。

故膏浊之病因于肝肾阴虚者,治当滋肝肾之阴并泻虚火为主,佐以化痰利湿。方予新加当归六黄汤。《医方集宜》言:"当归六黄汤,以当归、黄芪、地黄以补其阴血,黄芩、黄连、黄柏去其内火也。"然方中黄芪何用?如吴谦《医宗金鉴·删补名医方论》所言:"于诸寒药中加黄芪,庸者不知,以为赘品,且谓阳盛者不宜,抑知其妙义正在于斯!盖阳争于阴,汗出营虚,则卫亦随之而虚。故倍加黄芪者,一以完已虚之表,一以固未定之阴。"本证虽为阴血亏虚之证,然"壮火食气",阴虚火旺则元气亦伤,故以甘、温之黄芪益卫升阳,乃阳中求阴之意。

熟地黄、山萸肉、山药为六味地黄丸中"三补"。熟地黄味甘苦、性温,归肝肾经,滋阴补肾,生血生精,密封蛰之本。山萸肉味酸,性平微温,入厥阴肝经,涩精秘气;山药味甘、气平,主入肺脾,补脾养胃、益肺生肺,并能补肾涩精。三味相伍,使补肝、脾、肾三脏阴精得补。泽泻咸寒,气味俱薄、淡能渗泄,盖取其利水而泻肾邪,给膏浊以出路;茯苓甘平,健益脾胃、泻饮消痰。添黑加仑油为使,加强抗血降脂之效。全方补泻兼施,既泻火坚阴、补肝肾阴精之不足,又疏利水道、消阻塞中焦之痰邪,兼清泻三焦虚火,寓通于补,补而不滞,补泻兼施,灵动而不拘。

醇浊汤

治醇浊,其质稀薄,如湿如雾,因于湿热,湿重于痰者。

茵陈	18g	炒栀子	6g	熟大黄	6g	灵芝	18g
黄连	18g	红曲米	60g				

醇，《说文解字注》中释为"不浇酒也。凡酒沃之以水则薄，不杂以水则曰醇"。故醇浊则为过嗜醇酒造成血液浑浊的一种病理状态。《素问·经脉别论》云："饮入于胃，游溢精气，上输于脾，脾气散精，上归于肺，通调水道，下输膀胱，水精四布，五经并行。"嗜醇酒者，酒入于胃，酿生湿热，阻滞中焦，久伤脾胃，故而气机不利，不能运化。又胃为阳土，多气多血，醇酒停于胃中则受胃中气血熏蒸，湿热浊邪生为醇浊。

故醇浊之因于湿热、湿重于痰者，治当以清热祛湿为法，方以茵陈蒿汤加减。茵陈，味苦微寒，《长沙药解》言其"入足太阴脾经、足太阳膀胱经，利水道而泻湿热"。因其清利湿热之力强，故重用为君。炒栀子味苦性寒，《本草征要》言其能"泻三焦火，屈曲而下行"，清解湿中之郁热，故以为臣。茵陈、栀子相合，使湿热得从小便而出。大黄苦寒，入脾、胃、肝经，能荡涤肠胃、推陈致新、通利水谷，因湿热与痰浊形成胶固之态难以下利，故以大黄泻之。熟大黄泻下力缓，于大队茵陈、栀子中少量加入，以取其性，功在利小便，不利大便。黄连苦寒，清泻胃热，与大黄合用为泻心汤，清胃中郁热以导痰气下行，共为佐药。本方中酌加灵芝，《神农本草经》有言"灵芝味苦平。主胸中结，益心气，补中，增慧智，不忘"。本方主取灵芝味苦化湿，并补益脾气增强运化痰湿之功。现代药理研究发现灵芝中含有的灵芝多糖另有降低血糖的作用，可改善机体糖耐量。红曲米味甘、性温，入肝、脾、大肠经，具有健脾胃助消化、活血化瘀的作用。现代药理研究发现其具有降血压、降低血脂的功效，其中的红曲霉素K可减少胆固醇合成。上二味为治疗醇浊之使药。诸药相伍，寒以清热，苦以利湿，复健运脾胃，下气导痰，治疗醇浊效验颇佳。

运脾化浊汤

治醇浊，其质稀薄，如湿如雾，因于脾失健运者。

黄连	18g	红曲米	60g	荜茇	9g	生山楂	9g
白豆蔻	9g						

《素问·至真要大论》云"诸湿肿满，皆属于脾"，脾喜燥恶湿，受胃湿热之气则运化失职，不能为胃行其津液。津液不行，停滞中焦，生为痰饮，与湿热之邪凝结日久则进一步蕴结成浊。

故醇浊之因于脾失健运者，治当以健运脾胃为要，兼以燥湿消痰。方中黄连苦寒，清胃热，其中的生物碱成分具有良好的调节肠道菌群作用，能加强脾胃运化，故重用为君。红曲米味甘、性温，入肝、脾、大肠经，有健脾胃助消化、活血化瘀之功效，含天然他汀，善降血脂，更有效针对醇浊治疗，故为臣药。白豆蔻味辛气香，入肺、胃经，芳香化浊，清降肺胃，健脾燥湿，主湿阻气滞、脾胃不和。荜茇，辛温，归于脾胃，化谷、下气开痰，善行脾胃之郁。生山楂味酸甘，入脾、肝经，能健脾消食、化浊降脂；上三味合为佐药。全方健运脾胃，燥湿行气开痰，使脾胃得运，醇浊以消。

新加六味地黄丸

治醇浊，其质稀薄，如湿如雾，因于肾虚者。

熟地黄	15g	山药	12g	山萸肉	12g	茯苓	9g
泽泻	9g	丹皮	9g	黄连	18g	肉桂	3g
红曲米	60g						

嗜醇酒者，胃中素有湿热蕴蒸，煎灼津液，致使胃阴亏耗，脾阴亦不足。脾失健运，则津液无所生，无以滋养先天之精；更有燥热内炽，下耗肝肾阴液，久则成胃热阴虚、肾精亏耗之证。

故醇浊之因于肾虚者，治当补肾益阴，方以六味地黄丸加减。《医宗金鉴·删补名医方论》曰："故君地黄以密封蛰之本，即佐泽泻以疏水道之滞也。山药凉补，以培癸水之上源，茯苓淡渗，以导壬水之上源。加以茱萸之酸温，借以收少阳之火，以滋厥阴之液。丹皮辛寒，以清少阴之火，还以奉少阳之气也。"方以熟地、山萸、山药三阴并补、着重于肾，泽泻、丹皮、茯苓清热利湿、坚阴，寓通于补，攻补兼施。上焦湿热偏盛，故重用黄连清热利湿以清上焦心胃之火。少佐肉桂用意有二，一则《医贯砭·阴阳论》云："无阳则阴无以生，无阴则阳无以化。"阴阳二气互根互用，故于大队滋阴药中少加辛散温通之肉桂有反佐之意，此乃阳中求阴；二则黄连与肉桂相合取交泰丸之意而重用黄连，以黄连降上焦之火，加肉桂引火归元。红曲米健运脾胃，降脂化浊，作使药之用。全方滋补阴精又兼顾上焦湿热，调畅气机，恢复机体正常代谢。

糖浊第十五

化浊降糖汤

治糖浊，气阴两虚，湿浊内生者。

| 西洋参 | 12g | 生石膏 | 36g | 知母 | 24g | 生黄芪 | 24g |
| 黄连 | 18g | 黄芩 | 18g | 金银花 | 12g | 肉桂 | 3g |

《素问·奇病论》言："脾瘅……此肥美之所发也，此人必数食甘美而多肥也，肥者令人内热，甘者令人中满，故其气上溢。"由此可见，糖浊之病多有其人嗜食肥甘，促阳明经气旺而致形体肥胖，久而阴土耗伤，脾运不能，遂成胃强脾弱之势。故而饮入于胃所游溢之精气（糖类、脂质、蛋白质等），上输于脾后布散不及，蓄积脉道，生为糖浊。起病之初，仅有胃阳土盛而脾阴土衰，未及气阴，故而调整饮食、改善偏嗜，则阴平阳秘，疾病乃愈。若不予重视，久则伤及气阴，化湿生浊，发为气阴两虚、湿浊内生之证。《素问·通评虚实论》曰："消瘅仆击，偏枯痿厥，气满发逆，肥贵人，则高粱之疾也。"可知该病不仅可见消谷善饥、口渴引饮、体瘦乏力等症状，更易变生他病。故当治以益气养阴、化浊降糖之法，方用化浊降糖汤。

本方乃白虎加人参汤加减而成，《金匮要略·消渴小便利淋病脉证并治》云："渴欲饮水，口干舌燥者，白虎加人参汤主之。"方中石膏、知母相合清泻阳明胃火；脾阴耗伤，故以人参补气养阴而增津液，以西洋参易人参，养阴之力更强；另张锡纯谓"消渴之证，多由于元气不升"，故本方以黄芪大补元气，助西洋参培补脾土以助运化，则津液得以生；且张锡纯认为"黄芪温升补气，乃将雨时上升之阳气也；知母寒润滋阴，乃将雨时四合之阴气也，二药并用，大具阳升阴应，云行雨施之妙，膏泽优渥烦热自退，此不治之治也"；黄连、黄芩味大苦，以苦燥湿清热并能坚阴；金银花甘寒，清热解毒以防消渴传变而生热毒血毒；少量肉桂，有引火归元之意。

新加葛根芩连汤

治糖浊，因于湿热者。

葛根	24g	黄连	15g	黄芩	15g	金银花	15g
生黄芪	12g						

《素问·奇病论》云："此五气之溢也，名曰脾瘅。夫五味入口，藏于胃，脾为之行其精气，津液在脾，故令人口甘也；此肥美之所发也，此人必数食甘美而多肥也。肥者令人内热，甘者令人中满，故其气上溢，转为消渴。"糖浊之病，乃脾不散精，反积于脉中而成，故而脾胃受损、脾不散精是发病关键。叶天士在《温热论》也提出："舌上白苔粘腻，吐出浊厚涎沫，口必甜味也，为脾瘅病。乃湿热气聚与谷气相搏，土有余也，盈满则上泛。"可见脾运受损，致胃肠失职，积热不化，气机不通，水液不行，令湿邪困阻中焦，久成湿热。湿热与谷气相搏，可见口干引饮而不解，头重身困，体倦乏力，口中甜腻之症。湿热困阻，气机不行，久而血亦为之凝滞，痰热瘀蕴结血脉，久而易变生痰核。

治糖浊因于湿热者，当泄积热、消痰湿、复脾运，可与新加葛根芩连汤。葛根芩连汤始载于《伤寒论》："太阳病，桂枝证，医反下之，利遂不止，脉促者，表未解也，喘而汗出者，葛根黄芩黄连汤主之。"方中葛根为君，《神农本草经》言其"味甘平，主消渴，身大热……解诸毒"，又能清胃腑之燥热、升津液，乃治疗胃热消渴之主药;脾苦湿,急食苦以燥之,黄芩、黄连并用,燥湿清热并能坚阴;金银花甘寒、归肺胃经,善清胃热解毒、止消谷善饥,又芳香疏散,清肺热以止渴;生黄芪味甘、入脾经,补气生津健脾阳,扶后天之本以抗邪。

新加肾气丸

治糖浊,因于肾虚者。

生地黄	24g	山药	12g	山茱萸	12g	泽泻	9g
茯苓	9g	牡丹皮	9g	桂枝	3g	黑附子	3g
生黄芪	30g	黄连	15g	金银花	15g		

《灵枢·五变》云:"五脏皆柔弱者,善病消瘅。"糖浊之为病,体质虚弱者多见。亦如《灵枢·本脏》云:"脾脆,则善病消瘅易伤……肾脆,则善病消瘅易伤。"脾胃为后天之本,充形体而养先天。肾为先天之本,藏精气而滋后天。治消渴若疗效不佳,糖浊失控,甚则激增,久而脾肾俱病,正气虚弱,无以抗邪,日渐羸弱,变生怪病,累及他脏;再不治,待灯枯油尽,恐无力救也。《金匮要略·消渴小便利淋病脉证并治》言:"男子消渴,小便反多,以饮一斗,小便一斗,肾气丸主之。"故治糖浊,因于肾虚者,新加肾气丸主之。

新加肾气丸由仲景名方金匮肾气丸加减而成。方中以六味地黄丸三阴并补、利湿泄浊,以生地易熟地为君,重在清热生津,滋阴补肾;少佐桂附助阳,取其少火以生(肾)气,正如《医宗金鉴》所言:"此肾气丸,纳桂、附于滋阴剂中十倍之一,意不在补火,而微微生火,即生肾气也。故不曰温肾,而名肾气。"然糖浊致病,其本在于胃肠积热,脾不散精,故以生黄芪健脾运,消浊邪;黄连、黄芩泻积热,清胃火。全方滋而不腻,温而不燥,补中有泻,开合有度,使肾气得化,阴平阳秘,诸症自除。

风眩第十六

化浊降压汤

治风眩,湿浊内生者。

| 茯苓 | 60g | 泽泻 | 30g | 钩藤 | 30g | 川牛膝 | 18g |

《金匮要略·痰饮咳嗽病脉证并治》云:"心下有支饮,其人苦冒眩,泽泻汤主之。""假令瘦人脐下有悸,吐涎沫而癫眩,此水也,五苓散主之。"可见仲景提出治疗风眩当从痰湿入手。或问曰:缘何湿浊自内而生?要知病湿浊者与脾胃最为相关,《黄帝内经》即载:"诸湿肿满,皆属于脾。"秦景明《症因脉治·内伤眩晕》曰:"饮食不节,水谷过多,胃强能纳,脾弱不能运化,停滞中脘,有火则灼炼成痰,无火者凝结为饮,中州积聚。清阳之气窒塞不通,而为恶心眩晕矣。"其人或嗜肥甘过度,酒肉充肠;或因久居湿地,脾土受困;又有高年久病,土虚失运;亦不乏喜卧少动,七情郁结,脾运呆滞者,皆可致水聚湿凝,水饮湿浊内生。头为诸阳之会,痰饮湿浊为阴,阳气被遏,不能上煦于头,故而眩晕。

"诸风掉眩,皆属于肝",风眩一证,又难离于厥阴风木之脏。水饮湿浊多生于脾土虚之人,脾土弱则肝木乘之,故水饮湿浊多夹肝风上冲,阻遏清阳,上扰清空。仲景论饮邪所致眩晕有苓桂术甘汤、泽泻汤等名方,今取两方之君药茯苓、泽泻,健脾利水化饮,辅以平肝下行之品,使脾健运则水饮湿浊得化,内风亦平,其眩可止。方用化浊降压汤。

本方功能健运分消,利水化饮,平肝止眩。方以茯苓为君,其味甘淡,性平,《长沙药解》载其可"利水燥土,泻饮消痰",又善健脾,具标本兼顾之效,尤宜于脾弱运迟、湿浊停聚者。配泽泻,气味甘寒,其性下降,生于水中,得水阴之气,而能制水,能领水饮之气下行,则利湿化浊之力益增,再加钩藤息风平肝。佐用川牛膝,能活血利水,引邪下行,《医学衷中参西录》认为其"善引气血下注,是以用药其下行者",用之治标降压,且能利水通淋使湿浊自小便而出,正宜此证。四药虽简,能奏全功。

新加天麻钩藤饮

治风眩,肝阳上亢者。

天麻	15g	钩藤	15g	菊花	9g	黄芩	15g
炒栀子	12g	石决明	24g	川牛膝	15g	桑寄生	15g
杜仲	15g	益母草	24g	泽泻	18g	夜交藤	15g
朱茯神	15g						

《黄帝内经》有言"诸风掉眩,皆属于肝。"风为阳邪,主动也,凡人金衰不能制木,则风因木旺而扇动,而木又生火,火亦属阳而主动,风火相搏,风为火逼则风烈,或为风扇则火逸,发为风眩。风眩之属肝阳上亢者,苦头胀头痛,眩晕耳鸣,其面常红,烦躁多怒,梦寐不安,便秘溲黄,口中味苦,脉象多弦。治法自当以清热、平肝、潜阳为主,而少佐以益肾、利湿、安神之品,其症可平。方用新加天麻钩藤饮。

天麻钩藤饮方源自胡光慈先生之《杂病证治新义》,原用治高血压头痛、晕眩、失眠,为平肝降逆之剂。本方为天麻钩藤饮方之药味基础上益菊花、泽泻而成。方中主以天麻、钩藤平肝息风,石决明咸寒质重,功能平肝潜阳,并能除热明目，合用增强君药平肝息风之力；辅以山栀、黄芩、菊花清降肝经之火，其中栀子苦寒清降，善泻三焦兼能利湿，可导肝经之热下行出于前阴。再加寄生、牛膝与杜仲，滋水涵木以平肝之逆，且川牛膝补而能行，与活血利水之益母草伍用，借活血下行之力辅而平肝。更添夜交藤与朱茯神，安神助眠。因于风眩常有水饮内停之机，此时虽患肝阳上亢为甚，亦应酌加泽泻，利湿化浊，祛其宿痰，对平肝降压亦有裨益。胡光慈先生亦云："若以高血压而论，本方所用之黄芩、杜仲、益母草、桑寄生等，均经研究有降低血压之作用，故有镇静安神、降压缓痛之功。"

新加镇肝熄风汤

治风眩，阴虚阳亢者。

生杭芍	30g	天冬	15g	玄参	15g	生龟板	15g
赭石	30g	茵陈	6g	生龙骨[先煎]	30g	生牡蛎[先煎]	30g
生麦芽	6g	怀牛膝	30g	生甘草	6g	川楝子	6g
泽泻	24g	钩藤	24g				

风眩之属阴虚阳亢者亦多，溯其原因不外禀赋、年龄、饮食、情志、起居几条，以禀赋之不足、后天调摄不佳为发病基础。今人认为，此病具家族遗传性，多与先天禀赋相关。王行宽教授认为此属父母壬、癸内含"阴虚阳亢"之质，经"二五之精，妙合而凝"，经胎孕传于后代，后天调摄失宜即易促其发病。

又风眩多病于高年，何以如此？盖因年岁渐高，阴气亦渐而自亏矣。《素问·阴阳应象大论》即云"年四十，而阴气自半也"，《素问·上古天真论》云"五八，肾气衰""男不过尽八八，女不过尽七七，而天地之精气皆竭矣"。由此可知人至不惑、知命之年，阴气渐衰渐竭，故易生阴虚阳亢之变而成风眩。

病风眩者多嗜食咸，味过于咸，则血耗阴伤。又有嗜烟酒者，殊不知烟草酒水性属辛热，久嗜则肝肾之阴亦亏。阴精既耗，水不涵木，阳无所潜，渐成阳亢之证。或谓眠不足、多用脑亦助为病，岂不知人卧血归于肝，夜寐不足自能伤肝耗血。脑为元神之府，内被髓充，用脑过度，髓海暗耗。又精血同源，精生髓，髓充脑，肝血不足，髓海失充亦为阴虚阳亢。五志过极，情志不遂，日久郁结化火，耗伤五脏阴血，阳亢亦可渐成。

由此，风眩之属阴虚阳亢者，其机要在于肝肾亏耗，属阴之脑髓精血不足，水不涵木，阴难潜阳，终生肝阳上亢之变。"治病必求于本""必伏其所主，先其所因"，治疗风眩阴虚阳亢者，法宜镇肝潜阳，滋阴息风，方用新加镇肝熄风汤。本方为《医学衷中参西录》中镇肝熄风汤药味加泽泻、钩藤而成。方中白芍补血敛阴，平抑肝阳；玄参、天冬滋阴使阴复则阳潜，又能清肺，肺金之气得以清肃下行，肝木自得镇制；怀牛膝补益肝肾，最能引血下行，可将随肝阳上亢之血引而下行，为降压标本兼顾之要药。赭石质重，平肝镇逆，龙骨、牡蛎、龟板重镇潜阳，助阳入阴，其中龟板亦助滋阴。据前所论，风眩之病难离湿浊为患，故此于张锡纯先生原方中另增泽泻，加强利湿化浊顾病之本，再加钩藤加强息风平肝。至于稍加之茵陈、麦芽与川楝最见此方之妙，因"盖肝为将军之官，其性刚果，若但用药强制，或转激发其反动之力"，茵陈与麦芽皆具升发之气以顺肝木条达之性，泄热疏郁以防镇潜太过，川楝"善引肝气下达，又能折其反动之力"。甘草调和诸药，以防金石介类之质重碍胃。诸药相配，潜阳镇逆，柔肝滋阴，标本兼顾，不忘顺应肝之生理，是为治疗阴虚阳亢风眩之良方。

新加泻心汤

治风眩,心肝火旺者。

| 酒军 | 9g | 黄连 | 6g | 黄芩 | 6g | 生石膏 | 24g |
| 龙胆 | 6g | 炒栀子 | 9g | 生地黄 | 9g | | |

《丹溪心法·头眩》中指出:"头眩,痰挟气虚并火。治痰为主,挟补气药及降火药。无痰不作眩,痰因火动。又有湿痰者,有火痰者。"风眩见耳鸣目赤,烦躁失眠,溺黄便结,口渴面热者,证属心肝火旺。此因阳热亢盛,厥阴风火上攻而致。然此等实证热证,用重镇之品恐难成功,非用泻火清热不能取效。方用新加泻心汤。

本方为《辅行诀脏腑用药法要》心脏、心包补泻方条下两个小泻心汤[心脏补泻方小泻心汤:龙胆、栀子(打)各三两、戎盐如杏子大三枚,烧赤与心包补泻方小泻心汤:黄连、黄芩、大黄各三两]基础上变化而来,功能清心泻火。经云"诸邪在心者,皆心包代受",两泻心汤合用,心与心包俱得清泻。

或问,因何方名泻心?《本草经解》有云"心者火脏也,十二官之君,诸热之主也",泻心即泻火。如方中黄芩,"苦平清心,故主诸热"。何以泻火尤重泻心?因心之火为君火,肝之火为相火,君火降则相火亦随其下行。且心为肝之子,实则泻其子,泻心以泻肝。如方内黄连"清心则肝邪泻"。又问泻心何以能奏降压之功?刘渡舟先生以为,火、血、神三者均与心相关。一者心属火,为阳中之太阳,"泻心即是泻火,火降则亢阳亦降";二者心主血,"火逆则血涌,火降则血凉脉通,血得以下行,血压亦随之而降";三者心主神明"火亢则神乱,火降则神安,神安则脉静血压平",故泻心可降压,深以为然。

总言之,本方虽名为"泻心",却可用于泻一切实火。其中黄芩清气、偏泻上焦;黄连清心泻肝、善泻中上焦火;大黄苦寒沉降、推陈致新、善泻下焦,使上炎之火得以下泄。三药合用,性俱苦寒,泻火功著,再加石膏,龙胆与栀子,加强清热泻肝。此处大黄不用生品而以酒制,恐年高之人不耐峻下,亦虑久病火热,灼津枯血,与生地相配滋阴行瘀。

血毒第十七

忍冬藤汤

治血毒，热毒炽盛者。

| 忍冬藤 90g | 玄参 90g | 当归 60g | 生甘草 30g |

此处之毒乃病因，泛指一切致病因素及病理产物。毒具火热之性，易于兼夹，骤发而善变，善能败坏形质，促疾恶化。毒邪内盛于血，则成血毒，现代临证常见血中高敏 C- 反应蛋白（hs-CRP）、白介素 6（IL-6）、可溶性细胞间黏附分子 1（sICAM-1）、E- 选择素和 P- 选择素等升高，伴火热内蕴之象；亦常有外证不甚显而仅见指标异常者，有人称之为"潜毒"。其生成常因七情内伤、饮食失节、劳逸失调、年老体衰或久病，致使气血紊乱，阴阳失和，脏腑失调，代谢不及，久蕴体内，酿而成毒；或因邪气亢盛，久蕴不解，形体败坏，转而成毒。此等血毒之症，若不及救，日久必变证丛生，治必及早清解血分邪毒。

血毒热盛者，治宜清热解毒为主，兼用滋阴养血，活血通脉以助毒祛。方用忍冬藤汤。本方为四妙勇安汤以忍冬藤易银花而成。四妙勇安汤为痈疽治疗代表方，初载于《石室秘录》（或为《验方新编》），名取"四妙"有指四药配伍精巧，取效神妙之意，"勇"意为此方量大力专，药猛去疴，"安"亦足见功效。

忍冬藤为金银花之藤，以藤易花，取其形为藤类，而能走经脉血络，且感水津之气,凌冬不凋,能清风热。方中忍冬藤为君,味专力雄,入络通达,直解热毒,陈士铎《本草新编》中言其"消毒之神品也,未成毒则散,已成毒则消……而功用甚缓,必须大用之"。配苦甘咸寒之玄参为臣,清解血分热毒而滋阴散结,共助药力,两药相合,既能清气分邪毒,又能解血分热毒。正如隋代巢元方《诸病源候论·伤寒毒流肿候》言"荣卫涩则血气不散,血气不散则邪热致壅",且热毒最易耗伤阴血,故佐用血中气药当归,匀调气血,活血和营,去瘀生新,继加甘草为使,益气解毒,调和诸药。四药合用,清热解毒,清中有养,凉而不滞,剂重力专而不失轻灵。使用时若欲求佳效,宜严格遵照原方配比剂量,正所谓"药味不可减少,减则不效"。

清肠解毒汤

治血毒,湿热下注者。

| 白头翁 | 36g | 黄芩 | 18g | 黄连 | 18g | 黄柏 | 9g |
| 葛根 | 9g | | | | | | |

湿热与血毒互为因果,湿热内郁,黏腻胶着,气机壅塞,久蕴不解,酿而成毒;毒蕴于内,煎灼津液,败坏形质,湿热愈深。治法须解毒清热兼以祛湿。方用清肠解毒汤。

此方含有《伤寒论》中清肠热之葛根黄芩黄连汤及白头翁汤之意。方用白头翁为君,苦寒入血分,清热解毒凉血,《本草汇言》载其"凉血,消瘀,解湿毒",能入血分而解毒;加以黄芩、黄连、黄柏之属苦寒燥湿,解毒凉血之效犹著。少佐葛根辛散风药,气平味甘,升阳祛湿,脾胃清阳之气得出上窍,浊阴亦归下窍,升阳止利,自可湿祛热除,葛根一药,《本草经》言其能"解诸毒",《本草经解》注曰:"甘者土之冲味,平者金之和气,所以解诸毒也"。

新加清营汤

治血毒，热入营血者。

水牛角	30g	生地黄	15g	元参	9g	竹叶心	3g
麦冬	9g	丹参	6g	黄连	6g	银花	9g
连翘	6g	当归	9g	生甘草	9g		

《灵枢·邪客》有云："营气者，泌其津液，注之于脉，化以为血。"可见营能化血，对机体产生营养和滋润的作用。若其人素体阴虚，或加病久阴伤，毒热之邪深陷营分，灼伤营阴，扰乱心神。临证可见身热夜甚，咽干口燥，反不欲饮，心烦不寐，斑疹隐隐，舌绛少苔，脉细而数。

叶天士在《温热论》中言："卫之后方言气，营之后方言血。"此时，热毒深入营分，既可透转气分而解，使疾病转安；又可深入血分，以致耗血动血。故治宜清营泄热，凉血解毒。方用新加清营汤。此方为《温病条辨》中清营汤将犀角改用水牛角，加当归、生甘草而成。方中水牛角入心肝血分，作为犀角代用品清解营分热毒。毒热久蕴，营阴受灼，故以麦冬甘寒清润肺金、清心除烦，元参与生地清热凉血、滋肾养阴。热灼血瘀，加用"破宿血，生新血"之丹参与血中气药当归，一同匀调气血，活血和营，祛瘀生新。佐用连翘、银花清解热毒，并以其清轻疏散之力透邪外达，乃"入营尤可透热转气"之意。竹叶心为使，以心入心，引药入于心营，甘草益气解毒，调和诸药。加入当归、生甘草又有四妙勇安汤之意，以加强清营汤清热解血毒之效。

新加黄连解毒汤

治血毒，三焦火毒炽盛者。

黄连	9g	黄芩	9g	黄柏	9g	生栀子	9g
金银花	9g	连翘	9g	蒲公英	15g	地丁	15g
当归	9g	生甘草	9g				

热壅聚于内，郁阻成毒，血毒内盛。症见大热烦扰，口燥咽干，错语不眠，小便黄赤，舌红苔黄，脉数有力者，此属三焦火毒炽盛。方用新加黄连解毒汤泻火解毒，清泻三焦。

此以黄连解毒汤加金银花、连翘、蒲公英、地丁、当归、生甘草而成，透热外达，泻火解毒之力更增。黄连解毒汤方源《医方考》，原用治"阳毒，上窍出血"及痘证属"里热壅盛者"。正如《医方考》所言"无热固不化毒，热壅则毒亦不化"，故此三黄合用。其中黄连以泻心经实火见长，又可清泻中焦，要知心主神明，火主于心，故泻火必先泻心，心火宁则诸经之火自降；黄芩偏清上焦，黄柏偏泻下焦相火，并用则三焦俱得清泻。再加通泻三焦、导热下行之栀子，使火毒由小便而出，正对火毒三焦为患之症。益以连翘、银花，借其轻宣疏散之力透热达表，予热出路。蒲公英及地丁同擅清热解毒，当归化瘀生新，甘草解毒调和。诸药合用，苦寒直折、清凉宣透，使火邪去而热毒解，则血毒得治，诸证可愈。

新加神效托里散

治血毒，气虚火毒炽盛者。

| 黄芪 | 24g | 忍冬藤 | 15g | 当归 | 9g | 生甘草 | 24g |
| 黄连 | 9g | 黄芩 | 9g | 酒军 | 9g | | |

李东垣曰："元气之充足，皆由脾胃之气无所伤，而后能滋养元气。若胃

气本弱,饮食自倍,则脾胃之气既伤,而元气亦不能充,而诸病之所由生也。"虚人因虚,气血运行不畅,代谢不及,毒自内生,正不胜邪,邪毒愈炽;毒蕴日久,灼津耗气,其正益虚,二者互为因果,终致正虚毒深。此为本虚标实也,法当急则治其标,然气虚为主要病理基础,不调气则血难行,故治法除清热解毒外,勿忘补气扶正,使正胜则邪易退。方用新加神效托里散。

此方用神效托里散合泻心汤而成,为扶正解毒之方。神效托里散出自《太平惠民和剂局方》卷八,原为治痈疽肿毒作痛而设,且"不问老、幼、虚人,并皆治之"。方以大剂量生黄芪、生甘草补气托毒,正胜则邪退。加忍冬藤通血络并助生甘草清热解毒,少佐当归养血活血,祛瘀生新。恐此四药不能制炽盛之火毒,再加黄连、黄芩之苦寒清泻,酒军推陈致新。诸药合用,益气和血,通络逐毒,共奏全功。

血瘀第十八

逐瘀汤

治血瘀。

丹参	9g	当归	9g	制乳香	3g	制没药	3g
三七	3g	银杏叶	9g				

夫宿痰湿浊日久不去，多有生血瘀者，所谓浊则气滞，气滞则血瘀也，治以逐瘀汤。此方为活络效灵丹加减而来。活络效灵丹出自《医学衷中参西录》，主气血凝滞，一切脏腑积聚，经络湮瘀。方中当归辛温，入三阴血分，为生血活血之圣药，又善宣通气分，可疗痈疽疮疡，皆活血之功；丹参苦而微寒，《本草纲目》谓其"能破宿血，补新血"以通为补，下行为顺，善入下焦；乳香、没药相须为用，乳香善透窍以理气，没药善化瘀以理血，其性皆微温，二药并用为宣通脏腑流通经络之要药，其力通气活血但不至耗伤气血。三七味甘微苦、性温，入厥阴血分，善化瘀血而不伤新血，为理血之妙药。银杏叶所含的黄酮苷和银杏内酯等物质具有抑制血小板活化因子（PAF）、促进血液循环、抑制血栓形成等作用。全方药简力专，化瘀行血、通利脉道之效甚佳。

行气逐瘀汤

治气滞血瘀。

柴胡	9g	赤芍	9g	枳壳	9g	生甘草	3g
丹参	9g	当归	9g	制乳香	3g	制没药	3g
三七	3g	银杏叶	9g				

　　夫宿痰日久渐生血瘀者，血不行则气亦不畅，故多兼气滞。又今人多情志郁结，肝木失其条达，则气机阻滞。《寿世保元》有言："盖气者，血之帅也，气行则血行，气止则血止，气温则血滑，气寒则血凝，气有一息之不运，则血有一息之不行。"《血证论》亦谓："气结则血凝。"故有一分气滞便有一分血瘀，气滞、血瘀互为因果，而成气滞血瘀之证。

　　治气滞血瘀证，当以行气逐瘀汤与之，即逐瘀汤基础上合理气解郁之四逆散。四逆散出自《伤寒论》，其中柴胡味微苦，性平，禀少阳生发之气，可疏肝解郁；白芍敛阴养血柔肝为臣，与柴胡合用，以补养肝血，条达肝气，可使柴胡升散而无耗伤阴血之弊；佐以枳实理气解郁，泄热破结，与白芍相配，又能理气和血，使气血调和；与柴胡升降相配，调畅气机；使以甘草，调和诸药，益脾和中。诸药共奏透邪解郁，疏肝理脾之效，使气机条达，清阳得伸。逐瘀汤理血活血，二者相合气血同治，共奏行气逐瘀之效。本方中改白芍为赤芍，增强化瘀之功；改枳实为枳壳，防破气太过。

补气逐瘀汤

治气虚血瘀。

| 西洋参 | 6g | 丹参 | 9g | 当归 | 9g | 制乳香 | 3g |
| 制没药 | 3g | 三七 | 3g | 银杏叶 | 9g | | |

　　夫宿痰日久渐生血瘀者，中老年人多发，盖因其元气渐衰，无力行血，则

血行缓慢，停留而瘀。正如《医林改错·论抽风不是风》云："元气既虚，必不能达于血管，血管无气，必停留而瘀。"另瘀血日久又可耗损气血，故宿痰日久渐生血瘀者多兼气虚，临证可见身疲乏力、少气懒言等气虚之症。

治当以补气逐瘀之法。补气逐瘀汤即逐瘀汤加一味西洋参。西洋参味甘微苦、性凉，《医学衷中参西录》谓其"能补助气分，并能补益血分"。瘀血日久既耗损气血，又易化热伤阴，恐不受人参之温补，故用性凉之西洋参。气能生血、行血，全方于大队活血药中佐以补气药，使元气得充，血行得畅，瘀血得通。

卷四

验案举隅

痰核始生案第一

案1：崔某，男性，64岁，北京人，于2020年12月29日来诊。

✠ **主诉** 发现颈动脉粥样硬化斑块形成2年。

✠ **病因** 无明显诱因。

✠ **证候** 患者2年前体检发现双侧颈动脉粥样硬化伴斑块形成，无明显自觉不适，未曾就诊及服药。2020年12月19日查血脂示：甘油三酯（triglyceride，TG）2.31mmol/L，总胆固醇（total cholesterol，TC）6.54mmol/L，低密度脂蛋白（low-density lipoprotein，LDL-C）4.26mmol/L，高密度脂蛋白（high density lipoprotein，HDL-C）1.14mmol/L，未服药，肝肾功无异常。查颈动脉超声（图4-1-1）偶有轻度头晕，或有胃脘部憋闷感，纳可，眠可，形体偏胖，身高178cm，体重87kg，身体质量指数（body mass index，BMI）27.46kg/m²，舌红，苔黄腻，上有剥脱，边有齿痕，脉弦滑。

✠ **诊断** 脉生痰核（气滞痰凝）。治以补虚、顺气、化痰之法，方用顺气化痰汤加减。

✠ **处方** 人参3g，三七5g，当归4g，郁金4g，川芎2g
颗粒剂，水冲服，两次早晚分服，连服6个月。

✠ **效果** 服药后，复查颈动脉超声示双侧颈总动脉斑块较前减小（图4-1-1），内中膜厚度下降（表4-1-1），性质较前稳定，颈动脉内中膜厚度较前变薄，偶发头晕情况消失。

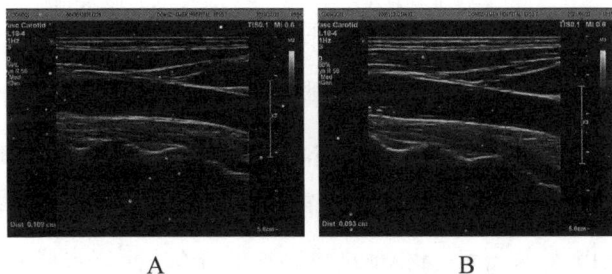

图 4-1-1　患者崔某治疗前后颈动脉超声（左侧颈总动脉分叉下 1.5cm 处）

A:治疗前;B:治疗 6 月后

表 4-1-1　患者崔某治疗前后颈动脉内中膜厚度变化（mm）

颈动脉内中膜厚度	治疗前	治疗 3 月	治疗 6 月
左颈动脉分叉下 1.5cm 内中膜厚度	1.09	1.06	0.93
右颈动脉分叉下 1.5cm 内中膜厚度	0.93	0.80	0.81

✳ **按语**　现有大量研究表明,颈动脉粥样硬化与心脑血管疾病密切相关,颈动脉斑块能够预测中风、冠心病等心脑血管不良事件的发生。颈动脉内中膜厚度(intima-media thickness,IMT)增加是动脉粥样硬化的早期改变,斑块形成则是动脉粥样硬化的典型标志。

　　本例患者由体检发现双侧颈总动脉内中膜增厚及斑块形成,一直未予重视及治疗干预。此次就诊时查颈动脉超声示:双侧颈总动脉及分叉处、右侧颈内外动脉起始处可见粥样硬化斑块,右侧大小 21.7mm×4.73mm,为欠均匀低回声,左侧大小 17.3mm×2.86mm,为欠均匀等回声,双侧颈总动脉分叉处以下 1.5cm 内中膜厚:右 0.93mm,左 1.09mm。应用顺气化痰汤治疗 6 个月后,该患者双侧斑块均较前减小,双侧 IMT 变薄,右侧斑块性质由低回声变为略低回声,效果十分显著,降低了该患者的心脑血管不良事件发生风险,同时改善了患者偶发的不适症状。

顺气化痰汤为王永炎院士针对病机属"虚气留滞"的"脉生痰核"之病提出的针对性治疗方剂,功能顺养气血,溃散瘀毒。脉生痰核多发于中老年人,因其元气渐衰,推运乏力,以致气机郁滞,气血津液运行失于和畅,渐则痰凝脉壁,痰核由此而生。

方中以人参为君,主入肺脾经,补益元气,通行经脉,正如《雷公炮制药性解》中所言"盖人生以气为枢,而肺主气,经所谓相传之官,治节出焉。参能补气,故宜入肺,肺得其补,则治节咸宜,气行而血因以活矣",《本草经解》亦强调其补正除邪之功,"邪之所凑,其气必虚,人参益气,正气充足,其邪自不能留,故能除邪气"。三七、当归为臣,均能活血养血,行血和血,通脉行瘀;郁金、川芎为佐使,一为气中血药,一为血中气药,俱味辛而能行。全方以补气为主为先,行气活血、化痰溃坚为辅在后,共奏扶正除邪之功,切合因虚生滞之机,避免逐邪伤正之患。恰合丹溪"善治痰者,不治痰而治气,气顺则一身之津液亦随气而顺矣"之旨。

案 2 :郭某,女,55 岁,北京人,于 2021 年 4 月 13 日来诊。

✤ **主诉** 头痛 4 年。

✤ **病因** 无明显诱因。

✤ **证候** 患者 4 年前无明显诱因出现间歇性头痛,每日发作 3 ~ 4 次,每次持续 10 ~ 30 分钟,无头晕,无视物旋转,劳累后明显,休息后好转,于当地医院诊断为"颈动脉粥样硬化斑块",予口服匹伐他汀钙片 2mg qn 降脂稳斑,治疗后头痛有所好转,2 年前停匹伐他汀钙片,后头痛在 2 年间又时常出现且逐渐加重,现求中医诊治。刻下症见:头痛,间歇性发作,每日发作 3 ~ 4 次,每次持续 5 ~ 10 分钟,疼痛尚可忍受,无头晕,无视物旋转,无一过性黑矇,肢体困重,神疲乏力,纳可,食后胃脘憋闷,眠差,入睡困难,眠浅易醒,小便可,大便黏,1～2日一行。舌黯淡,边有齿痕,苔薄白,脉弦滑细。既往有高血压病史。

✠ **辅助检查** 颈动脉彩超:右侧锁骨下动脉起始段粥样硬化斑块形成,右侧 IMT 为 1.05mm。

✠ **诊断** 脉生痰核(气滞痰凝)。治以补虚、顺气、化痰之法,方予顺气化痰汤。

✠ **处方** 人参 3g,当归 4g,川芎 2g,郁金 4g,三七 5g

颗粒剂,水冲服,两次早晚分服,连续服用 3 月。

✠ **效果** 服药 3 月后,病人复诊诉头痛较前明显改善,疼痛轻微,伴轻微头晕,神疲乏力、胃脘憋闷、失眠较前缓解,肢体困重消失,出现恶心、咳吐清稀痰涎,2021 年 7 月 13 日复查颈动脉彩超示右侧锁骨下动脉起始段粥样硬化斑块厚度及面积均较前减小,右侧 IMT 减至 0.93mm(表 4-1-2),继予原方坚持服用 3 个月,病人复诊诉头痛、头晕消失,神疲乏力、胃脘憋闷、失眠易醒同前,2021 年 10 月 26 日复查颈动脉彩超示右侧锁骨下动脉起始段粥样硬化斑块厚度及面积均进一步减小(图 4-1-2),右侧颈内动脉 IMT 减至 0.91mm。

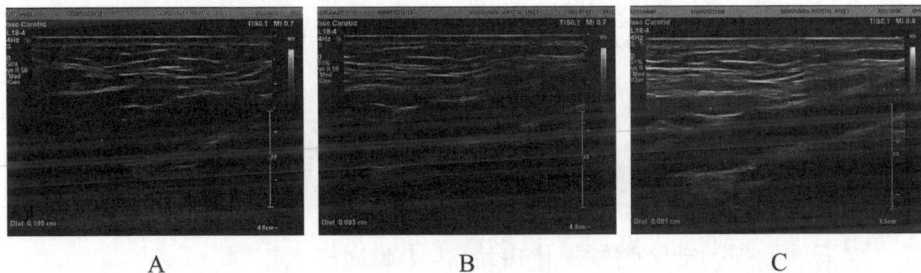

图 4-1-2 患者郭某治疗前后颈动脉超声(右侧颈总动脉分叉下 1.5cm)

A:治疗前;B:治疗 3 月后;C:治疗 6 月后

表 4-1-2 患者郭某治疗前后颈动脉内中膜厚度变化（mm）

颈动脉内中膜厚度	治疗前	治疗 3 月	治疗 6 月
右颈动脉分叉下 1.5cm 内中膜厚度	1.05	0.93	0.91

✠ **按语** 本例患者头痛无明显诱因，并伴有头晕、肢体困重、神疲乏力等症状，属于颈动脉粥样硬化范畴，亦有超声检查证实颈部粥样硬化斑块形成及颈动脉内中膜增厚。就诊前患者右侧 IMT 为 1.05mm，经中药治疗 3 个月后，患者右侧 IMT 减小至 0.93mm，治疗 6 个月后，患者右侧 IMT 减小至 0.91mm，且右侧锁骨下动脉斑块厚度及面积下降率均 > 10%，效果显著，且患者头痛、头晕、肢体困重、神疲乏力等相关不适症状均得到明显改善。

顺气化痰汤取意于明代《仙传外科集验方》中的荣卫返魂汤方，全方由人参、当归、川芎、郁金、三七组成。《医贯·血症论》中言："血随乎气，治血必先理气"，故本方以"顺气匀血"为法。方中人参为君，补益元气以固本，既顾护正气，也为理气开路；当归、三七共为臣药，三七止血散血，治一切血病，当归行血和血，疗疽疡疮痈，二者合用，治疗血分之瘀；川芎、郁金为佐使，川芎血中气药，伍当归溃散毒邪顽血，佐人参补元阳而不滞；郁金气中血药，治痰结血凝，理气化痰，行气散结，全方共奏理气消瘀、化痰散结之功。本方配伍精当，遣药有序，攻补兼施，可灵活运用于临床 As 初期消退颈动脉内中膜厚度的治疗。

案 3：高某，男性，57 岁，北京人，于 2020 年 12 月 22 日初诊。

✠ **主诉** 发现颈动脉粥样硬化斑块、内中膜增厚 1 年。

✠ **病因** 平素饮食肥甘厚味，工作劳倦。

✠ **证候** 1 年前体检发现双侧颈动脉粥样硬化斑块形成，左侧颈动脉内中膜增厚;平素偶有轻度头昏,无视物旋转、黑矇,无头痛,无肢体麻木无力等不适,时有心烦心悸,晨起痰涎较多,时有胃脘痞满,时有腹泻,善太息,纳食较前减少,眠可,舌胖大质红,苔黄腻,脉弦。患者体形较重,血脂水平正常,有桥本甲状腺炎病史,平素口服左甲状腺素钠片(优甲乐)。

✠ **诊断**　脉生痰核(气滞痰凝证)。治以行气化痰之法,方用顺气化痰汤。

✠ **处方**　人参 3g,当归 4g,川芎 2g,郁金 4g,三七 5g

颗粒剂,水冲服,两次早晚分服。连服 6 月。

✠ **效果**　服药半年后,复查双侧颈动脉斑块逐渐减退(图 4-1-3),内中膜厚度恢复正常(表 4-1-3)。

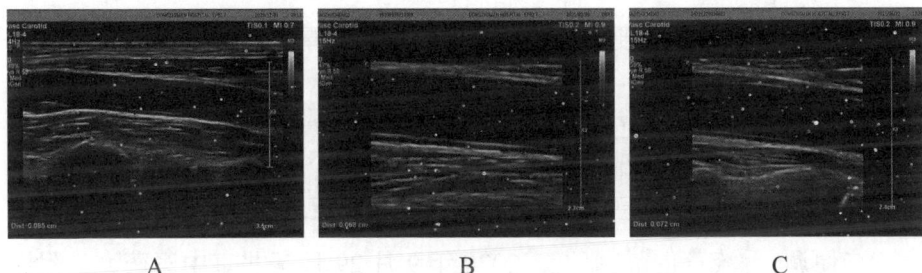

图 4-1-3　患者高某治疗前后颈动脉超声(右侧颈总动脉分叉下 1.5cm)

A:治疗前;B:治疗 3 月后;C:治疗 6 月后

表 4-1-3　患者高某治疗前后颈动脉内中膜厚度变化(mm)

颈动脉内中膜厚度	治疗前	治疗 3 月	治疗 6 月
左颈动脉分叉下 1.5cm 内中膜厚度	1.08	0.84	0.77
右颈动脉分叉下 1.5cm 内中膜厚度	0.85	0.68	0.72

✠ **按语**　患者中年男性,既往久患桥本甲状腺炎,证见心慌心悸,且饮食素喜肥甘厚味,形体稍胖,脘痞痰盛,头昏头胀,且压力较大,肝气不舒,善

太息,常腹泻,肝气犯胃,食欲不振,再加其双侧颈动脉、右锁骨下动脉均可见多发斑块,内中膜亦见增厚,可知其为脉生痰核之证,属痰涩壅盛、气机不畅,痰气交阻结于脉壁,痰瘀互结,形成脉生痰核,且气血流行不畅,广泛内中膜增厚,是为继有初期始生之痰核。故此时应以顺气匀血为主,顺气化痰汤功擅益气行血,使气血通常流行,以清脉中始生之痰核,阻断病程进展,服药 3 个月后,斑块增长之趋势得到明显控制,内中膜厚度逐月减小,诸症减轻,痰涩明显减少,食欲恢复,再无头昏。

案 4 :贾某,男性,61 岁,北京人,于 2020 年 10 月 13 日来诊。

❋ **主诉** 颈动脉粥样硬化斑块形成伴内中膜增厚 1 月。

❋ **病因** 无明显诱因。

❋ **证候** 患者 1 个月前无明显诱因出现轻微头晕、头痛,伴偶发胸闷心悸,胸胁微胀、善太息,干呕,喉间有痰,略神疲乏力,饮食可,睡眠欠佳,二便调,舌淡苔白腻,脉弦。2020 年 9 月 29 日于北京中医药大学附属东直门医院查颈动脉超声示:左侧颈动脉斑块 4.62mm×1.47mm、内中膜厚 0.83mm,右侧未见粥样硬化斑块,内中膜厚 0.87mm。

❋ **诊断** 颈动脉斑块、内中膜增厚(气滞痰凝)。治以顺气、活血、化痰,方用顺气化痰汤。

❋ **处方** 人参 3g,三七 5g,当归 4g,郁金 4g,川芎 2g
颗粒剂,水冲服,两次早晚分服,连续服用 6 月。

❋ **效果** 服药 3 月后,患者于 2021 年 1 月 19 日复诊,诉仍头晕头痛较前明显减轻,余症皆有所好转,舌暗淡苔薄白,脉弦细,复查肝功、血脂未见异常,颈动脉超声示左侧颈动脉斑块 4.13mm×1.26mm、内中膜厚 0.74mm,右侧未见粥样硬化斑块,内中膜厚 0.79mm;继予原方 90 剂,服药后 2021 年 4 月 27 日复诊：诉头晕、头痛、胸闷已完全消失，仅有轻微乏力、偶尔心悸，复查肝功、血脂未见异常，颈动脉超声（图 4-1-4）示左侧颈动脉斑块 3.34mm×1.31mm、内中膜厚 0.74mm，右侧未见粥样硬化斑块，内中膜厚 0.85mm（内中膜厚度变化见表 4-1-4）。

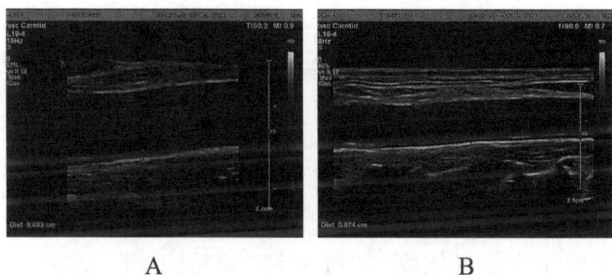

图 4-1-4 患者贾某治疗前后颈动脉超声（左侧颈总动脉分叉下 1.5cm）

A：治疗前；B：治疗 3 月后

表 4-1-4 患者贾某治疗前后颈动脉内中膜厚度变化（mm）

颈动脉内中膜厚度	治疗前	治疗 3 月	治疗 6 月
左颈动脉分叉下 1.5cm 内中膜厚度	0.83	0.74	0.74
右颈动脉分叉下 1.5cm 内中膜厚度	0.87	0.79	0.85

※ 按语 该患者以头晕头痛为主要表现，检查提示颈动脉斑块形成、内中膜增厚，病程较短、斑块较小，尚处于本病初始阶段，结合该患者临床表现，辨为气滞痰凝证。因该患者年事已高，元气渐衰，推动无力，气血津液运行不畅，以致虚气留滞，血瘀痰凝，痰核流注于脉壁之上，故而表现为内中膜增厚及斑块形成，该病以虚为本，以滞为标，治疗当以补气为先，加以理气活血化痰，故予自拟顺气化痰汤。该方攻补兼施，药味少、药量小，为慢性疾病长期服用提供了良好的基础。

痰核已成案第二

案 1：高某，男性，48 岁，北京人，于 2020 年 9 月 12 日来诊。

❋ **主诉** 耳鸣 1 年余。

❋ **病因** 无明显诱因。

❋ **证候** 患者自觉耳鸣如剧，持续不解，频发，口干、口苦、口臭，纳眠可，无明显头晕头疼、腹胀腹痛等症状，大便黏，小便调，舌红苔黄微腻，脉弦细。既往烟雾病、高脂血症、2 型糖尿病病史。查 TC：2.65mmol/L，TG：1.78mmol/L，HDL-C：0.95mmol/L，LDL-C：1.27mmol/L。现规律服用瑞舒伐他汀钙片、硫酸氢氯吡格雷片（波立维）。

❋ **诊断** 脉生痰核　痰核已成（稳定斑块期）。治以化痰散结之法，方用内消软脉汤 1 号方加减。

❋ **处方** 陈皮 9g，茯苓 9g，姜半夏 9g，白僵蚕 9g，玄参 9g，生牡蛎^{先煎}9g，海藻 9g，昆布 9g，炮山甲 3g，皂角刺 3g，浙贝母 9g，天花粉 9g，夏枯草 9g，橘核 9g，醋鳖甲 9g，姜黄 9g，丹参 9g，当归 6g，制乳香 3g，制没药 3g，炒白芥子 6g，白芷 6g，薄荷 6g，香附 6g，生黄芪 9g，灵芝 9g，金银花 9g，黄连 9g，柴胡 6g，川芎 6g，灵磁石^{先煎}9g，龙胆 6g

颗粒剂，水冲服，早晚两次分服，14 剂。

❋ **效果** 服药后，患者耳鸣减轻，大便改善，二便调。效不更方，此后每两周复诊一次，于原方基础上略有加减，患者连服 12 个月。外院查颈动脉超声，右侧颈动脉分叉处粥样硬化斑块变化见表 4-2-1。

表 4-2-1　患者高某治疗前后颈动脉粥样硬化斑块变化

右侧颈动脉分叉处	治疗前	治疗后
斑块性质	强回声	混合回声
斑块大小（mm）	17.9×1.9	7.0×1.5

✳ **按语**　《丹溪心法》云："结核或在项、在颈、在臂、在身皮里膜外，不红不肿不硬不作痛，多是痰注作核不散。"《赤水玄珠》云："痰乃津液之变，偏身上下无处不到。"《仙传外科集验方》载："人身有痰，润滑一身，犹鱼之有涎。痰居胃中，不动则无病，动则百病生。……其常道，则自胃脘达肺脘而出；其失道，自胃脘而流散冷肌肉皮毛之间。"宿痰失道，结于颈部为"颈生痰核"，结于上臂为"臂生痰核"，结于舌上为"舌生痰核"，结于眼睑为"胞生痰核"，结于乳房为"乳生痰核"，结于阴茎为"茎生痰核"。如果结于血脉则为"脉生痰核"，即动脉粥样硬化斑块。正如沈金鳌在《杂病源流犀烛》中所云："痰之为物，流动不测，故其为害，上至巅顶，下至涌泉，随气升降，周身内外皆到，五脏六腑俱有。"

其根本病机乃宿痰失道与痰瘀互结，留驻于脉壁，当以化痰散结为核心治疗大法。患者长期服用他汀预防性治疗，斑块消退仍然不明显。考虑痰核已成，以治痰为先，方用内消软脉汤 1 号方。该方取意于誉有"疮家之圣药，外科之首方"的经典方剂——仙方活命饮。仙方活命饮出自明代著名医家薛己《校注妇人良方》，具有清热解毒、消肿溃坚、活血止痛等功效，至后世医家认为凡有热、毒、痰、瘀凝结的一切疾病，无论有形、无形，无论体表、体内，皆可化裁使用，亦有医家将此作为消法的代表方剂。内消软脉汤 1 号方以二陈汤为先，选用陈皮、茯苓、姜半夏，燥湿健脾化痰；注重痰核已成，以痰为本，易兼瘀、化热、生毒，加入白僵蚕、生牡蛎、海藻、昆布、炮穿山甲、皂角刺、浙贝母、天花粉、夏枯草、橘核、鳖甲、姜黄、炒白芥子，大量化痰散结药；配合丹参、当归、制乳香、制没药，化瘀散结；玄参、金银花、黄连，清热解毒散结；白芷、薄荷、香附，行气化痰散结；生黄芪、灵芝以健脾益气，扶助正气，以绝生痰之源。其药味虽多，但配伍有序、升降相得、寒温并用、加减灵活，用之临床，确有其效。

案2：高某，男性，42岁，BMI：21.22kg/m^2，2021年6月5日来诊。

主诉 发现颈动脉粥样硬化斑块2年余。

病因 无明显诱因。

证候 患者2年前体检时发现颈动脉粥样硬化斑块（报告未见，斑块类型及大小不详）未予重视，未行特殊治疗。10天前于我院行颈动脉超声检查，超声提示：右侧颈动脉内及锁骨下动脉起始段粥样硬化斑块形成。平素怕冷，自觉颈部及手足发凉，汗出较多，无其他特殊不适。纳眠可，二便调。舌淡红，少苔，脉弦。

辅助检查 颈动脉B超示（图4-2-1-A）：右侧颈总动脉分叉处可见粥样硬化斑块，斑块大小7.48mm×1.98mm，斑块为低回声，横切斑块最厚处2.11mm，位于5—7点位，残余管腔6.25mm，原始管腔8.37mm。右侧锁骨下动脉起始段可见粥样硬化斑块，斑块大小10.7mm×2.26mm，斑块为欠均匀的略低回声。血压109/71mmHg，血糖及血脂水平正常。

诊断 脉生痰核 痰核已成（稳定斑块期），治以健脾化痰散结之法，方用内消软脉汤2号方加减。

处方 灵芝30g，玄参15g，丹参15g，黄连9g，浙贝母9g，生牡蛎[先煎]9g，当归9g，制乳香6g，制没药6g

颗粒剂，日1剂，水冲服，早晚两次饭后温服。

✣ **效果**　患者服用上方后，诸症减轻。效不更方，略有加减，至 2021 年 9 月 7 日复查超声（图 4-2-1-B），右侧颈总动脉分叉处斑块缩小，斑块大小 6.94mm×2.04mm，斑块为低回声。右侧锁骨下动脉起始段斑块大小 9.24mm×2.48mm，斑块为欠均匀略低回声。继服。2021 年 12 月 7 日复查超声（图 4-2-1-C）示：右侧颈总动脉分叉处斑块缩小，斑块大小 4.27mm×2.11mm，斑块为低回声。右侧锁骨下动脉起始段斑块大小 8.62mm×2.23mm，斑块为欠均匀的略低回声。双处斑块较前持续减小（斑块变化见表 4-2-2），疗效肯定。

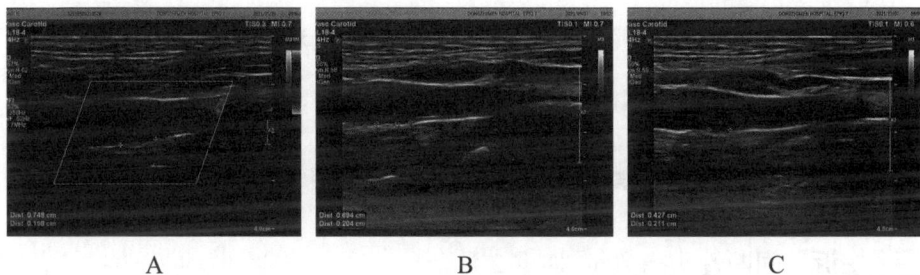

图 4-2-1　患者高某治疗前后颈动脉超声（右侧颈总动脉）

A：治疗前；B：治疗 3 月后；C：治疗 6 月后

表 4-2-2　患者高某治疗前后颈动脉粥样硬化斑块变化

颈动脉粥样硬化斑块		治疗前	治疗 3 月	治疗 6 月
右侧颈总动脉分叉处（mm）	斑块性质	低回声	低回声	低回声
	斑块大小	7.48×1.98	6.94×2.04	4.27×2.11
右侧锁骨下动脉起始段（mm）	斑块性质	欠均匀略低回声	欠均匀略低回声	欠均匀略低回声
	斑块大小	10.7×2.26	9.24×2.48	8.62×2.23

✣ **按语**　本例颈动脉粥样硬化斑块的患者，经连续治疗 6 月后，不适症状

明显改善,且超声检查显示双侧颈动脉斑块持续减小,获得了显著且肯定的疗效。内消软脉汤 2 号方由内消软脉汤 1 号方精简化裁而来,为治疗动脉粥样硬化斑块的主要方剂,方由灵芝、玄参、丹参、黄连、浙贝母、生牡蛎、当归、制乳香、制没药共 9 味中药组成。正如朱丹溪云:"治痰法,实脾土,燥脾湿,是治其本也",脾主运化,主升清,运化失常则痰湿内生,阻于脉道。该方重用灵芝为君药,取其行气化痰之功效,同时健脾益气,扶助正气,助脾胃运化,以绝生痰之源。痰核已成,阻碍气血运行,又易化热、夹毒,故加生牡蛎、浙贝母、玄参以清热化痰、软坚散结,配合活络效灵丹之丹参、当归、乳香以化瘀散结;黄连清热解毒。全方配伍得当,寒温并用,升降相宜,共奏健脾化痰散结之功。

案 3 :赵某,男性,45 岁,BMI:23.66kg/m^2,2021 年 4 月 24 日来诊。

�֎ **主诉** 间断性头痛数年,加重 2 月余。

✖ **证候** 患者数年前无明显诱因出现头痛,呈间断性闷痛,以右枕部为甚,多于劳累后出现。2 月前头痛加重,伴头晕,自觉表达、反应减慢。夜间眠差,寐浅易醒,晨起口苦,纳可,二便调。舌质暗淡,边有齿痕,苔黄腻,脉沉弦。

✖ **既往史** 高血压病史 8 年,未规律服用降压药物。

✖ **辅助检查** 颈动脉 B 超示(图 4-2-2-A):右侧颈动脉分叉处可见粥样硬化斑块,斑块大小 4.06mm × 1.89mm,斑块为欠均匀的强回声,横切斑块最厚处 1.67mm,位于 12—2 点位,残余管腔 6.57mm,原始管腔 8.67mm。血压 135/95mmHg,血糖及血脂水平正常。

✖ **诊断** ①脉生痰核 痰核已成(稳定斑块期);②高血压。

✖ **处方** ①嘱患者清淡饮食,适度运动;②灵芝 30g,玄参 15g,丹参 15g,黄连 9g,浙贝母 9g,生牡蛎^{先煎}9g,当归 9g,制乳香 6g,制没药 6g,川芎 24g 颗粒剂,日 1 剂,早晚饭后水冲服。

❋ **复诊** 患者服用上方后,诸症减轻,未诉头痛,睡眠安稳。效不更方,略有加减,至 2021 年 7 月 20 日复查彩超(图 4-2-2-B),右颈动脉分叉处斑块明显缩小,斑块大小 2.85mm×1.24mm(治疗前后颈动脉粥样硬化斑块及内中膜厚度变化见表 4-2-3)。血压 126/90mmHg。患者欣喜,继服 3 个月。

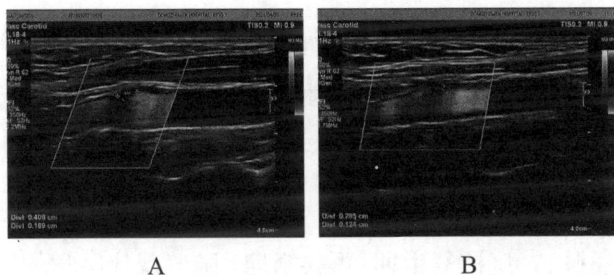

图 4-2-2　患者赵某治疗前后颈动脉超声(右侧颈动脉分叉处)

A:治疗前;B:治疗 3 月后

表 4-2-3　患者赵某治疗前后颈动脉粥样硬化斑块及内中膜厚度变化

颈动脉粥样硬化斑块及内中膜厚度		治疗前	治疗 3 月后
右侧颈动脉分叉处	斑块性质	欠均匀的强回声	欠均匀的强回声
	斑块大小(mm)	4.06×1.89	2.85×1.24
左侧颈总动脉分叉处以下 1.5cm 处(mm)		0.303	0.058
右侧锁骨下动脉起始段(mm)		0.125	0.112

❋ **按语** 结合现代科学研究成果,在"脉生痰核"的理论下构建理法方药、分期论治框架,将 As 分为 6 期。①痰核始生期(内中膜增厚期),病机为宿痰失道,此时"痰核"始结脉壁,在影像学中可见动脉内中膜始见

脂质沉积增厚,按《景岳全书·杂证谟·痰饮》云:"痰涎本皆气血。"给予顺气化痰汤加减治疗,以期气血顺畅,气机条达,化湿消痰;②痰核已成期(稳定斑块期),病机为宿痰失道,兼有血瘀,此时痰瘀互结,如《丹溪心法》云:"痰挟瘀血,遂成窠囊。"在影像学中多见稳定斑块的形成,为疾病发展、治疗、预后、转归的关键时期,给予自拟方内消软脉汤加减,以期斑块消退,遏制病情发展;③痰核坚化期(斑块钙化期),病机为宿痰失道,兼有瘀热,此时积病已久,郁而化热,伤津耗气,痰核坚化,斑块钙化形成,给予内金钙化散加减,清痰散结、化石消癥;④痰核腐化期(易损斑块期),病机为宿痰失道,毒聚不散,气血衰败,易损斑块形成,给予补气解毒汤加减,解毒为先,补气治本;⑤痰核破溃期(斑块破溃期),病机为瘀毒壅盛,化腐成脓,斑块破溃,给予四妙勇安汤加减,解毒祛腐,活血通脉;⑥痰核复生期(再狭窄期),随着现代医学的发展,As 有了许多外科的介入治疗手法,但复发率依旧较高,此时病机为外伤血瘀,给予加味复原汤为主,随后改用内消软脉汤治疗。

内消软脉汤 1 号方与 2 号方为痰核已成(稳定斑块期)时期的关键用方。本案与案 2 患者虽同为痰核已成(稳定斑块期)患者,然本案患者间断性头痛,夜间眠差,寐浅易醒,晨起口苦,在宿痰失道、痰瘀互结的基础上,稍有气滞血瘀之象。故在内消软脉汤 2 号方原方基础上,加用"头痛圣药"之川芎,以活血行气止痛。全方共奏健脾化痰、祛瘀散结之功。

案 4:冯某,女性,60 岁,北京人,于 2021 年 3 月 25 日来诊。

� **主诉** 间断头昏沉 1 月余。

✗ **病因** 无明显诱因。

证候 患者诉间断头昏沉，无明显头晕头痛、胸闷心悸，无肢体麻木，无口角歪斜，无恶心呕吐，纳食可，食后胃中痞满，眠差易醒，醒后难入睡，二便调，脾气急躁，情绪焦虑，偶有潮热汗出，舌淡红苔白微腻，脉弦。辅助检查：TC 7.35mmol/L，LDL-C 4.72mmol/L，白介素-6（interleukin-6，IL-6）2.23pg/ml，高敏C反应蛋白（high-sensitive-CRP，hs-CRP）0.77mg/L。

诊断 脉生痰核（痰瘀互结）。中医辨为痰瘀互结证，当治以化痰散结，活血祛瘀之法，方用内消软脉汤加减，配合瑞舒伐他汀钙片10mg，每晚一次。

处方 灵芝30g，玄参15g，丹参15g，浙贝母9g，生牡蛎先煎9g，当归9g，制乳香6g，制没药6g，黄连6g，炒酸枣仁24g

颗粒剂，日1剂，早晚饭后水冲服。

效果 服药后患者眠差改善，服药3月后复查颈动脉超声显示斑块较前缩小（治疗前后变化见图4-2-3，表4-2-4），复查TC 4.30mmol/L，LDL-C 2.01mmol/L。半年后复查颈动脉超声显示斑块未见进展之势。

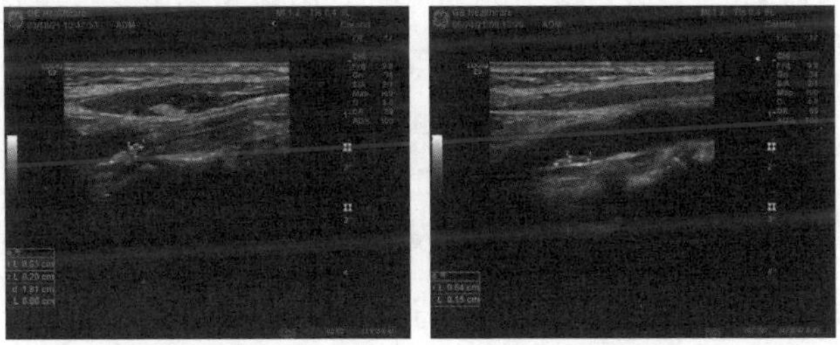

A B

图4-2-3 患者冯某治疗前后颈动脉超声（左侧颈内动脉起始段）

A：治疗前；B：治疗3月后

表 4-2-4　患者冯某治疗前后颈动脉粥样硬化斑块及内中膜厚度变化

颈动脉粥样硬化斑块及内中膜厚度		治疗前	治疗后
左侧颈内动脉起始段斑块	斑块性质	欠均匀强回声	欠均匀强回声
	斑块大小（mm）	6.5×2.0	6.4×1.5
左侧颈总动脉分叉处以下 1.5cm 处（mm）		0.9	0.7
右侧颈总动脉分叉处以下 1.5cm 处（mm）		1.3	1.1

✳ **按语**　分期论治中,痰核已成期(稳定斑块期),在影像学中多见稳定斑块的形成,为疾病发展、治疗、预后、转归的关键时期。痰核始生,尚小且无症可寻,若不及时控制,任其发展,痰核逐步增大,势必影响血液正常运行,继而出现血脉瘀阻之证。轻者或头晕头痛、头昏健忘,或心悸胸闷、气短乏力;重则胸痹心痛,冷汗不解,或肢体无力、言语不清、口角歪斜。因此,抑制斑块生长,甚至逆转和消退斑块是防治心脑血管疾病的根本性方法。

内消软脉汤是在"脉生痰核"理论指导下,以化痰散结法为主要治法,取意于消法代表方剂"消瘰丸",选用大量的化痰散结药化裁而来的自拟方剂。方中以灵芝为君,扶助正气,以绝生痰之源;玄参、牡蛎滋阴潜阳,苦咸软坚;贝母配合乳香、没药化痰散结;丹参、当归活血不留瘀,使血行得畅;配以黄连清郁热,以达标本兼顾之效。

痰核腐化破溃案第三

❋ **主诉** 发现颈动脉斑块7年余。

❋ **病因** 无明显诱因。

❋ **证候** 患者7年前体检颈动脉B超发现有颈动脉斑块,未重视,刻下偶有头昏蒙,舌黯红苔薄白,脉弦。既往高血压病史20余年,缬沙坦氨氯地平片(倍博特)联合琥珀酸美托洛尔缓释片(倍他乐克)调控血压;高脂血症病史,规律服用瑞舒伐他汀降脂稳斑。辅助检查:颈动脉B超示:右侧颈内动脉斑块溃疡,大小0.18mm×0.17mm。

❋ **诊断** ①颈动脉斑块溃疡;②高血压。证属气血毒损,治以补气解毒,兼以清热。为"补气解毒汤"适应证,方用补气解毒汤加减。

❋ **处方** 生黄芪90g,当归15g,金银花15g,生甘草15g,浙贝母15g,天花粉60g,乳香9g,没药9g,地龙15g,丹参15g,知母15g,黄连15g饮片,日1剂,水煎两次早晚分服。

❋ **效果** 患者8月28日复诊,此期间坚持服药,实际服药83剂,头部昏蒙感好转,颈动脉B超评估:右侧颈内动脉斑块溃疡大小:0.139mm×0.131mm。服药3个月,斑块溃疡的长度缩小22.78%,斑块溃疡深度缩小22.94%。

❋ **按语** 动脉粥样硬化斑块溃疡形成的根本机制是痰核腐化日久,毒邪不去,渐致气血衰败,形成久不愈合之慢性溃疡,即斑块溃疡。从病机来看,斑块为营卫气血不和,痰浊内蕴结于脉壁,斑块溃疡则为痰浊郁结成火,痰阻血行成瘀,痰火瘀三毒并发,伤及气血,以致气血衰少。溃疡久不收口,一则因毒邪未尽,《医学入门》中记载:"疮口不敛,由于肌肉不生;肌肉不生,由于腐肉不去。"究其腐肉不去的根源则在于毒邪未尽,解毒去腐,肌肉得生,疮口得敛,这便是外科"去腐生肌"的依据。二则气血衰败,《景岳全书》中载"大凡疮疡之作,由胃气不从。疮疡之溃,由胃气腐化。疮疡之敛,由胃气营养",《外科精要》中提到"不生肌,不收敛,脾气虚也"。古人云:"外治之理即内治之理,外治之药即内治之药,所异者法耳。"痰核破溃与胃溃疡两病虽病位不同,但究其病因病机相同,故治法亦可同。此病以脾虚为本,脾主运湿统血,为气血生化之源,故以补气为基,助气血化生,祛毒生肌。

案 2:陈某,女,岁,南京人,久居于北京,2020 年 12 月 11 日来诊。

❖ **主诉** 发现颈动脉粥样硬化斑块溃疡 1 年余。

❖ **病因** 其人素体脾胃气虚,水液代谢失司,聚湿生痰,宿痰失道,与瘀血互结,留驻于脉壁,则生痰核。痰核已成,瘀毒内蕴,日久破坏形质,痰核逐渐腐化,脓毒内生,表面破溃,即生溃疡。

❖ **证候** 患者平素周身乏力,活动后气短,时有头晕,无视物旋转,无头痛,无一过性黑矇,无心悸胸闷。纳可,食后腹胀胃痛,食冷后明显,睡眠可,大便日 1 行,不成形,小便可。舌质淡胖,边齿痕,脉弦细。既往慢性胃溃疡病史多年,胃中冷痛,秋冬季明显,常服中西药调理;发现甲状腺结节 1 年,间断服活血散结中药。

❖ **诊断** 痰核破溃(气虚毒蕴)。治以补气解毒为主,方用补气解毒汤加减。

❖ **处方** 生黄芪 90g,当归 15g,金银花 15g,生甘草 15g,天花粉 60g,乳香

9g,没药 9g,赤芍 15g,丹参 15g,地龙 15g

颗粒剂,共 28 剂,每日 1 剂,早晚饭后水冲服。

✠ **效果**　服药 28 剂后,患者诉乏力明显改善,胃痛未再发作。效不更方,继服原方 2 月后复查颈动脉超声,斑块溃疡有收口之兆。

✠ **按语**　在临床上以"补气解毒汤"为主方治疗动脉粥样硬化斑块溃疡,取得较为满意的效果。该方在北宋《太平惠民和剂局方》收录的神效托里散的基础上加减而成。"补气解毒汤"由生黄芪 90g、当归 15g、金银花 15g、生甘草 15g、天花粉 60g、乳香 9g、没药 9g、地龙 15g、丹参 15g、三七 9g 共 10 味药组成。其中大剂生黄芪(90g)生肌敛疮,健脾胃以充气血之源;金银花、生甘草清热解毒;天花粉化痰散结;当归、丹参、乳香、没药、地龙、三七活血通络,祛瘀生新。诸药共奏补气解毒,敛疮生肌之功,加减用之,确有其效。

　　补气解毒汤中生黄芪是关键药物。黄芪在外科被誉为"疮家圣药",始载于《神农本草经》,"主痈疽,久败疮"。历代医家在治疗溃疡久溃不敛证时多用黄芪,一般用量较大。张锡纯在《医学衷中参西录》提及,黄芪必生用,则补中有宣通之力,于疮家尤宜。人体正气不足,疮疡成脓不溃或溃久不敛,取黄芪补气,使气盛能托毒外出,不治疮而疮自愈。现代中医外科名医赵炳南先生有黄芪膏一方,用黄芪 300g,浓煎成膏,加入等量蜂蜜,混匀后备用,每日 4 次,一次 1 小勺,治疗久败疮疗效卓著。

案 3：张某,男,66 岁,北京人,2021 年 3 月 4 日来诊。

✠ **主诉**　发现颈动脉粥样硬化斑块溃疡 1 周。

✠ **病因**　年老体弱,气血虚损。

✠ **证候**　患者平素偶觉乏力,活动后偶有气短,无视物旋转,无头晕头痛,无恶心呕吐,无一过性黑朦及昏仆,无一过性肢体麻木无力,无心悸胸闷。血压平素波动在(120 ~ 140)/(70 ~ 90)mmHg。纳可眠安,二便可。舌红少苔,脉弦。2021.02.25 颈动脉超声示:右侧颈动脉分叉处,颈内动脉起始处可见粥样硬化,较大的 15.4mm×5.6mm,斑块为不均匀的强回声,横切斑块最厚处 3.1mm,斑块表面多处连续性中断,其中较明显范围 1.0mm,深度 1.7mm;左侧颈动脉分叉处,颈内外动脉起始处可见粥样硬化斑块,较大的 10.7mm×3.6mm,斑块为略低回声,横切斑块最厚处 4.1mm。

✠ **诊断** 痰核破溃(气虚毒蕴),治以补气解毒为主,方用补气解毒汤加减。

✠ **处方** 生黄芪 90g,当归 15g,金银花 15g,生甘草 15g,天花粉 60g,乳香 9g,没药 9g,赤芍 15g,丹参 15g,地龙 15g,连翘 9g

颗粒剂,共 14 剂,每日 1 剂,早晚饭后水冲服。

✠ **效果** 随诊服药 3 月后,患者诉乏力明显改善,查颈动脉超声示:右侧颈动脉分叉处,颈内动脉起始处可见粥样硬化,较大的 16.3mm×5.5mm,斑块为不均匀的强回声,横切斑块最厚处 3.8mm,斑块表面多处连续性中断,其中较明显范围 0.9mm,深度 1.1mm;左侧颈动脉分叉处,颈内外动脉起始处可见粥样硬化斑块,较大的 9.6mm×3.6mm,斑块为略低回声,横切斑块最厚处 3.8mm。斑块溃疡较前有收口之势,效不更方,继随症以上方加减,服用 3 月后复查颈动脉超声示:右侧颈动脉分叉处,颈内动脉起始处可见粥样硬化,较大的 15.5mm×5.0mm,斑块为不均匀的强回声,横切斑块最厚处 5.2mm,斑块表面多处连续性中断,其中较明显范围 0.6mm,深度 0.9mm,未见血流进入;左侧颈动脉分叉处,颈内外动脉起始处可见粥样硬化斑块,较大的 9.7mm×3.1mm,斑块为略低回声,横切斑块最厚处 4.0mm(治疗前后斑块溃疡变化情况见图 4-3-1,表 4-3-1)。

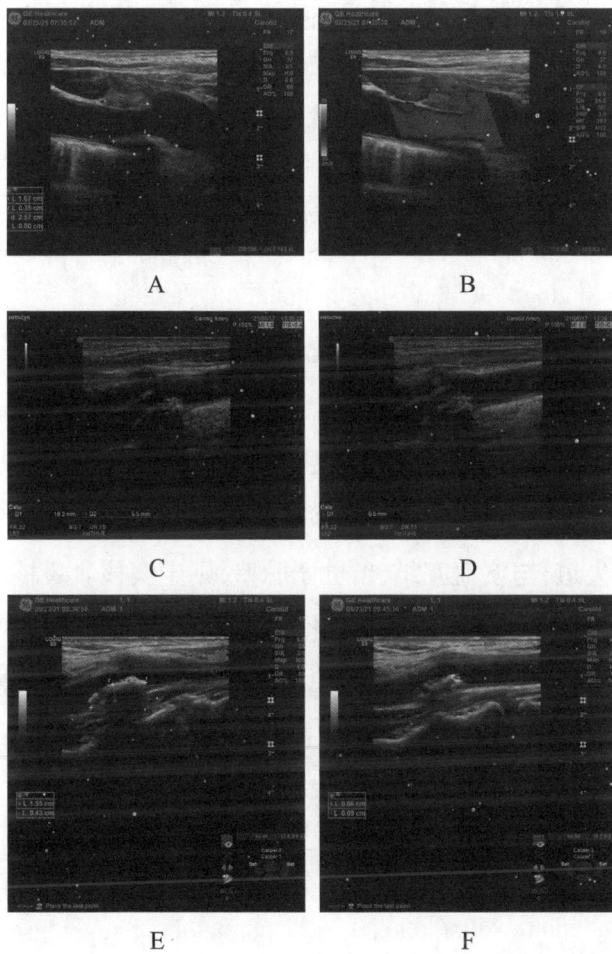

图 4-3-1　患者张某治疗前后颈动脉超声（右侧颈内动脉起始段）

A、B:治疗前;C、D:治疗 3 月后;E、F:治疗 6 月后

表 4-3-1　患者张某治疗前后颈动脉粥样硬化斑块溃疡变化

颈动脉粥样硬化斑块溃疡		治疗前	治疗 3 月	治疗 6 月
左侧颈内动脉起始段（mm）	斑块性质	略低回声	略低回声	略低回声
	斑块大小	10.7×3.6	9.6×3.6	9.7×3.1

续表

颈动脉粥样硬化斑块溃疡		治疗前	治疗3月	治疗6月
右侧颈内动脉起始段(mm)	溃疡长度	1.0	0.9	0.6
	溃疡深度	1.7	1.1	0.9
	斑块性质	不均匀强回声	不均匀强回声	不均匀强回声
	斑块大小	15.4×5.6	16.3×5.5	15.5×5.0

✵ **按语** 斑块溃疡是动脉粥样硬化易损斑块的主要类型之一,容易引起局部血栓形成和斑块破裂,导致急性心脑血管事件。中医药稳定易损斑块显示出一定的潜力。课题组认为"气虚毒损"为斑块溃疡的根本病机,据此确立"补气解毒"为治疗大法。其人气虚,水液失司,聚湿生痰,宿痰失道,与瘀血互结,留驻于脉壁,则生痰核。痰核已成,瘀毒内蕴,日久破坏形质,痰核逐渐腐化,脓毒内生,表面破溃,即生溃疡。以补气解毒汤加味连服3个月,患者诉乏力明显改善,斑块溃疡的深度与长度均明显减少,疗效颇佳。

血浊案第四

案 1：陈某,女性,63 岁,北京人,于 2021 年 12 月 25 日来诊。

✖ **主诉** 间断发现血脂升高 30 余年。

✖ **病因** 饮食不节,过食肥甘厚味,情志不畅,肝失疏泄,克伐脾土。

✖ **证候** 患者 30 年前体检提示血脂升高(具体数值不详),自觉胸闷,头晕,易跌扑,手心发紫,予复方丹参输液治疗,症状减轻后检查仍提示血脂升高(具体数值不详),活血通脉胶囊口服治疗,血脂下降,后血脂反复升高,予他汀药物口服,自感肌肉疼痛,后服血脂康,依折麦布等血脂控制不佳。2021 年 12 月 17 日生化示：TG 1.71mmol/L、TC 4.74mmol/L、LDL-C 3.44mmol/L、HDL-C 1.08mmol/L。欲求中医调理来诊,症见：胸闷,乏力,晨起痰多,大便偏稀,小便调,舌红,苔黄腻,舌边有齿痕,舌下络脉迂曲,脉弦细。既往高血压病史 20 年,规律服用苯磺酸氨氯地平片(络活喜),平素血压控制可。

✖ **诊断** 高脂血症(痰瘀交阻)。治以升清降浊之法,方用升清降浊汤加减。配合黄连素 500mg,口服,每日 2 次。

✖ **处方** 全瓜蒌 24g,姜半夏 9g,丹参 24g,檀香 24g,生山楂 15g,荷叶 30g,黄连 18g,砂仁 6g,红曲 15g,萆薢 9g

颗粒剂,日 1 剂,水冲服,早晚饭后温服。14 剂。

✖ **效果** 服药 1 个月后,复查血脂指标下降明显(表 4-4-1),胸闷,乏力情况好转,纳眠可,二便调。效不更方,规律复查血脂情况。

表 4-4-1　患者陈某治疗前后血脂水平变化

检测指标	治疗前	治疗后	疗效
TC（mmol/L）	1.71	1.21	下降 29.24%
TG（mmol/L）	4.74	2.85	下降 39.87%
LDL-c（mmol/L）	3.44	2.80	下降 18.60%
HDL-c（mmol/L）	1.08	1.10	升高 1.85%

✖ **按语**　高脂血症为西医病名，与中医之"膏""脂"等概念相似，痰瘀是高脂血症形成的重要病理因素。《素问·经脉别论》记载："食气入胃，浊气归心，淫精于脉。"《素问·阴阳应象大论》云："清阳发腠理，浊阴走五脏。"《灵枢·阴阳清浊》云："受谷者浊，受气者清。"机体受邪，脏腑功能失常，运化疏泄不及，"膏""脂"在体内运行不畅，成为病理产物痰湿与浊脂，日久蓄积不解，故成高脂血症。痰浊内停可生瘀，导致痰瘀互结，病深难解。本例患者平素肝气郁滞，脾运不及，痰浊内蕴，阻碍血行而生瘀，痰瘀互结，蓄积不解则血脂升高，扰动心神则心悸多梦。本病正虚为本，痰瘀为标，故治以清化痰浊，行气化瘀为基本治疗大法，方从法出，自拟"升清降浊汤"，祛邪与扶正并执，从根源来解决形成湿浊的基壤。

案 2：范某，男，64 岁，北京人，2021 年 10 月 16 日来诊。

✖ **主诉**　发现血脂异常 5 月。

✖ **病因**　饮食不节。

✖ **证候**　患者 2021 年 5 月体检示：血脂四项：TC 6.79mmol/L，TG 1.94mmol/L，LDL-C 4.38mmol/L；血尿酸 499μmol/L，血糖（glucose，Glu）6.104mmol/L。服用阿托伐他汀 4 月，于 2021 年 9 月复查肝功示丙氨酸转氨酶（alanine transaminase,ALT)、天冬氨酸转氨酶(aspartate transaminase,AST)升高后改用瑞舒伐他汀,大便不规律,成形,小便黄,纳可,眠差,入睡困难。舌红,苔腻,脉弦滑。

诊断　高脂血症(湿浊内阻)。张志聪云:"中焦之气,蒸津液化其精微,溢于外则皮肉膏肥,余于内则膏肓丰满。"患者平素饮食不节;纳食可,眠差,综合舌脉,辨为湿浊内阻证。方以升清降浊汤加减,治法以升清化浊为主。

处方　生黄芪 24g,金银花 24g,黄连 18g,西洋参 9g,生石膏 45g,知母 24g,百合 24g,茵陈 9g,炒苍术 9g,生薏米 15g,盐黄柏 9g,红曲米 30g,荷叶 15g

饮片,日 1 剂,水煎服,早晚饭后温服。7 剂。

效果　服药七剂后,2021 年 10 月 30 日病人复诊,诉睡眠好转,服药后大腿内侧可见红点,紧张时头晕,纳眠可,二便调,舌红少苔,脉弦细。

二诊处方　当归 12g,川芎 12g,赤芍 15g,生地 15g,玄参 15g,丹皮 15g,荷叶 9g,生山楂 12g,决明子 12g,生藕节 12g,地榆 12g,荆芥 6g,防风 6g

饮片,日 1 剂,水煎服,早晚饭后温服。7 剂。

二诊效果　二诊来时患者诉失眠好转,服药后大腿内侧可见红点,紧张时头晕,纳眠可,二便调;三诊患者复查血脂指标改善,嘱患者继续调服 1 月,清淡饮食。

按语　"升清降浊汤"取法于仲景之"小陷胸汤",方小药简,疗效显著。其药物组成为:荷叶 30g,黄连 30g,生山楂 15g,红曲 15g,荜茇 9g。方中荷叶,味苦甘,性平,清香升散,健脾升清。《本草纲目》记载:"生发元气,裨助脾胃。"黄连,味苦,性寒,无毒,清热燥湿,顾护肠胃。《神农本草经》云:"除水利骨,调胃厚肠。"张洁古云:"除脾胃中湿热……可升可降,阴中阳也。"生山楂,味酸甘,性微温,消食健胃,行气散瘀。《本草再新》记载:"治脾虚湿热,消食磨积,利大小便。"红曲,味甘,性微温,健脾消食,活血化瘀,有健运脾胃之功,《丹溪心法》记载其"去三焦湿热,治泄泻,兼治产后腹痛或自利者亦治血痢"。荜茇,味辛,性大温,无毒,温中散寒,下气止痛,善行脾胃之郁。此方中,既有荷叶、生山楂、红曲健运脾胃,使水谷精微归于正化。又有恢复脾胃升清之荷叶,降浊之黄连,斡旋中焦,使脾升清,使胃降浊,一升一降,全身气机调顺,恢复脾胃之性能。并且黄连,除脾胃湿热,味苦,气味俱厚,可升可降,阴中阳也,有多种功效。荜茇行气,使得全方之药轻清灵动。原发性高脂血症早期多无明显临床症状,多在体检中得知血脂指标异常,临证可以此为基础方加减,亦体现辨病与辨证相结合之法。

案 3:董某,女性,63 岁,北京人,于 2022 年 1 月 8 日来诊。

- ✵ **主诉**　血脂升高 8 年余。
- ✵ **病因**　患者平素急躁易怒,肝气郁滞,肝失疏泄,横克脾土,加之喜食肥甘,导致脾运失常,痰浊蕴结,瘀热内生,变生膏脂。
- ✵ **证候**　患者自觉多梦,偶见心悸,无头晕、胸闷等症状,纳可,二便调,舌黯苔腻,脉弦滑。既往史:高血脂病史 8 年,规律口服阿托伐他汀、非诺贝特,已停服降脂药 4 个月。
- ✵ **诊断**　高脂血症(痰热瘀结)。治以清化痰浊、行气化瘀,方用小陷胸汤加减。
- ✵ **处方**　黄连 18g,姜半夏 9g,全瓜蒌 24g,丹参 24g,苏叶 15g,陈皮 15g,灵芝 24g,生龙骨^{先煎}30g,生牡蛎^{先煎}30g

  饮片,日 1 剂,水煎服,早晚饭后温服。14 剂。

✖ **效果** 服药后,患者多梦、心悸症状好转,复查血脂指标下降明显(变化见表 4-4-2)。继服上方,规律复查血脂水平。

表 4-4-2 患者董某治疗前后血脂水平变化

检测指标	治疗前	治疗后	疗效
TC(mmol/L)	8.59	6.48	下降 24.56%
TG(mmol/L)	4.91	3.59	下降 26.88%
LDL-c(mmol/L)	5.31	3.92	下降 26.18%
HDL-c(mmol/L)	1.92	1.93	升高 0.52%

✖ **按语** 小陷胸汤出自于《伤寒杂病论》,原为治疗痰热互结于胸下之小结胸证,方中包括黄连、半夏、全瓜蒌,黄连可清中焦郁热,除烦躁恶心、心下痞满,半夏燥湿化痰,消心腹胸膈痰热结满,瓜蒌涤痰散结,利大肠,为泄热豁痰之剂;丹参活血化瘀,苏叶行气和中,陈皮理气健脾、燥湿化痰,三者合用,一方面,"气旺则血行",理气以化瘀,另一方面可健脾助运,以绝生痰之源;灵芝可补气安神,现代研究表明灵芝提取物可有效降低 TC、TG、LDL-C 水平,升高 HDL-C 水平;龙骨、牡蛎合用,潜镇摄纳,宁神定悸,诸药合用,标本同治,故见奇效。

案 4:沃某,女性,37 岁,北京人,于 2021 年 11 月 29 日来诊。

✖ **主诉** 发现血脂升高 1 月。

✖ **病因** 无明显诱因。

✖ **证候** 患者于 1 月前体检时发现血脂升高,TG 5.64mmol/L,疑似左上肢动脉狭窄,血管弹性较同龄健康人差。无明显不适症状,大便 1 日 1

行,质可,小便调。舌红苔薄,脉弦细。既往无高血压、糖尿病、冠心病、脑血管病史。否认吸烟史,少量饮酒史。

�֍ **诊断** 高脂血症(痰浊内阻)。治以清热利湿,祛痰化浊之法,方用小陷胸汤加减。

✖ **处方** 黄连 15g,瓜蒌 15g,姜半夏 9g,陈皮 12g,荜茇 9g,荷叶 15g,红花 9g,豆蔻 9g

颗粒剂,日 1 剂,水冲服,早晚饭后温服。14 剂。

✖ **效果** 连续服药 3 月后,复查血脂水平,TG 降至 2.0mmol/L,身体平和。

✖ **按语** 本例患者发现血脂升高 1 月。此次就诊时患者无明显不适症状,体检结果显示 TG 5.64mmol/L。TG 升高是动脉粥样硬化形成的重要危险因素,本例患者 TG 为 5.64mmol/L,属于严重升高。此方以小陷胸汤为基础方由在原方加陈皮、荜茇、荷叶、红花、豆蔻组成,瓜蒌甘寒,清热涤痰;黄连苦寒,清热利湿,姜半夏辛温化痰,一苦一辛,行辛开苦降之法以祛痰化浊。配伍陈皮理气化痰,半夏得陈皮之助,气顺则痰自消;豆蔻行气、化湿;荜茇温脾胃,消水谷,荷叶升清,化湿,相伍以绝生痰之源;红花活血祛瘀以防痰浊阻滞血脉。

糖浊案第五

✠ **主诉** 发现血糖升高多年。

✠ **病因** 无明显诱因。

✠ **证候** 患者血糖升高多年，无明显不适症状，纳眠可，二便调，舌红脉弦。2021 年 7 月 9 日查空腹血糖：12.92mmol/L。未服用降糖药。

✠ **诊断** 消渴病（阴虚燥热）。治以益气生津，清热润燥之法，方用白虎加参汤加减。

✠ **处方** 西洋参 9g，知母 30g，生石膏 45g，生黄芪 24g，金银花 24g，黄连 24g，肉桂 3g

颗粒剂，水冲服，两次早晚分服。7 剂。

✠ **效果** 服药后，患者未觉其他不适，于原方基础上加减治疗，连服月余，2021-12-08 复查空腹血糖：9.62mmol/L。

✠ **按语** 患者老年糖尿病，《医学心悟·三消》云："三消之证，皆燥热结聚也。大凡治上焦者宜润其肺，兼清其胃……夫上消清胃者，使胃火不得伤肺也。"叶天士云："三消一证，不越阴亏阳亢，津涸热淫而已。"虽未见明显不适症状，但糖尿病多年，且年老体虚，考虑内存气虚津亏燥热之因。其本为虚，其标为实，方以白虎加参汤为主，治以益气生津，清热润燥。石膏生用，可直折火热，加之金银花解毒，有效控制内生热毒。《黄帝内经》曰"热淫所胜……佐以苦甘""热淫于内……以苦发之"。另一方面,知母味苦、性寒质润,有坚阴之效,可助石膏生津,不仅清肺泻火,还可润身滋阴。知母与石膏配伍,以增清热生津之功。若不及时清除火热,仅以生津药物治疗,恐贻误病情,而使病情胶着。《韩氏医通》言:"火分之病,黄连为主,佐官桂少许,能使心肾交于顷刻。"寒热共用,少火生气。张景岳言:"人生元气生于命门。命门者,精神之所舍,而为阳气之根也"。黄连、肉桂配伍,取少火生气之效,以元阳之气调动一身之气。黄芪益气入脾,调动后天之气。全方甘寒清热,先后天之气同调,控糖泄毒。患者未予降糖药控制,服药月余,空腹血糖下降 25.54%,效果显著。

案 2:陈某,女性,53 岁,北京人,于 2021 年 1 月 20 日来诊。

✖ **主诉** 眼干涩半年余。

✖ **病因** 无明显诱因。

✖ **证候** 患者眼干涩,有颗粒异物感,腰背部酸痛,肢体发热,晨起时手指活动不利,僵硬,活动后好转,头部昏沉,纳可,眠一般,大便 1 日 1 行,成形,小便可,舌胀大有齿痕,苔黄腻,脉弦。查空腹血糖 6.19mmol/L。

✖ **诊断** 消渴病(气阴两虚证)。治以清热益气养阴之法,方用白虎加参汤加减。

✖ **处方** 西洋参 6g,知母 24g,生石膏 24g,生黄芪 24g,金银花 24g,黄连18g,三七 6g

颗粒剂,水冲服,两次早晚分服。7 剂。

✖ **效果** 服药 7 剂后,患者眼干涩明显好转,有颗粒异物感好转,头昏沉好转。复查空腹血糖:4.34mmol/L,遂继用前方,加葛根 24g。

✖ **按语** 本例患者既往诊断糖尿病,属于中医消渴病的范畴。本次就诊方用白虎加参汤加减治疗。正如《外台秘要·消中消渴肾消方》云:"《古今录验》论消渴病有三:一渴而饮水多,小便数,无(注:当作有)脂似麸片甜者,皆(注:当作此)是消渴病也;二吃食多,不甚渴,小便少,似有油而数者,此是消中病也;三渴饮水不能多,但腿肿脚先瘦小,阴痿弱,数小便者,此是肾消病也,特忌房劳。"消渴病可分为上、中、下的不同。其中阴虚燥热,是消渴病的关键病机特点。白虎加人参汤,出自《伤寒论》,具有显著的清热、益气、生津之功效。用以治疗消渴病,可见于《金匮要略》中,具有悠久的历史。因考虑人参大热之性,故换用性味更为平和的西洋参,以益气养阴,加用黄芪增强补气之功,并用金银花、黄连以行清热,避免热盛则伤津耗气,并用三七,行气活血,疏通经脉。全方使用,患者不适症状明显改善,且血糖显著降低,在症状和检查指标中均获得满意的效果。

案 3:贾某,男,59 岁,于 2021 年 1 月 30 日初诊。

�֍ **主诉** 血糖升高 10 年余。

✖ **病因** 患者血糖升高 10 余年,未系统治疗,服盐酸二甲双胍片 0.5mg,每日 1 次,1 年余,血糖控制不佳,早餐前血糖 9.1mmol/L,午餐后 2 小时血糖 11.7mmol/L,血压偏高。父亲糖尿病史。

✖ **证候** 平日饮水较多,口干,无口苦,无尿频多尿,无头晕乏力,纳可,眠可,大便成形,一日一行,舌淡红苔薄黄,脉沉弦。

✖ **诊断** 消渴病。综观舌脉症,属气阴两虚证。方用白虎加参汤加味。

✖ **处方** 西洋参 12g,石膏 45g,知母 24g,怀山药 30g,生黄芪 24g,金银花 24g,黄连 18g

饮片,日 1 剂,早晚两次饭后温服。14 剂。

✤ **效果** 患者服药 14 天后血糖略降低,诉饱食后胃部不适,余症同前,继方加苍术 9g,肉桂 3g,佩兰 9g,麦冬 12g。

患者继服上方 14 剂后患者胃部不适略好转诉,易汗出,大便略干,舌红苔薄黄腻,继方加黄柏 9g,黄芩 15g,厚朴 12g,陈皮 9g。

服上方 14 付后患者血糖降低,晨起空腹血糖 7.1mmol/L,余无不适。继方加桑叶 24g,继续守方。

✤ **按语** 白虎加人参汤为《伤寒论》治疗阳明热病气津两伤之方,石膏辛寒质重,善清透气热;知母苦寒滑润,善泻火滋阴。甘草、粳米益气和中,加人参益气生津。此处以怀山药代甘草、粳米和中护胃,加生黄芪补气,金银花,黄连等药清热解毒。治疗消渴病气阴两伤证疗效颇佳。

风眩案第六

案1：康某，女性，58岁，北京石景山人，于2021年10月21日来诊。

�֎ **主诉** 头胀半年余。

✖ **病因** 患者饮食肥甘、情志不遂，痰湿阻络、肝阳上亢，发为头胀。

✖ **证候** 患者半年前无明显诱因出现头蒙昏胀，多以头后枕部为剧，头胀
持续不减，情绪紧张伴血压升高时加重，偶有眩晕感，无视物模糊，偶有
恶心，无呕吐，无胃胀，无耳鸣脑鸣。高血压病史7月余，血压最高曾达
155/95mmHg，前服富马酸比索洛尔片2.5mg，每日1次，4个月，后自行
停药，血压常波动在（120～150）/（80～90）mmHg，近1周内晨起血压
（135～141）/（83～88）mmHg，纳可，二便调，口干喜饮，平素情绪急躁，
喜太息，舌红苔黄腻，脉弦滑数。

✖ **诊断** ①头晕（肝阳上亢）；②高血压。患者中年女性，情志不遂，肝气
郁结，久而气郁化火，随经上扰，肝阳上亢以致头部胀满不适，一旦情绪
紧张，则头胀亦随肝气之盛衰，时时加剧；久食肥甘，故脾胃运化受损，
湿浊困脾，以致清气不得上行充养清窍，使人常常昏蒙；肝阳化风，以生
头眩，肝气犯胃，则生恶心。综观舌脉，可知其肝阳上亢，湿热郁滞，法
宜平肝潜阳，健脾利湿，以天麻钩藤饮加减。

✖ **处方** 天麻18g，钩藤^{后下}18g，菊花9g，夏枯草15g，黄芩15g，炒栀子
9g，石决明24g，川牛膝24g，益母草18g，泽泻12g，云茯苓12g，桑寄生
15g，杜仲15g，葛根36g，丹参18g

饮片,日 1 剂,水煎服,早晚分服。7 剂。

� **效果** 服患者 10 月 30 日复诊,述服药后头部胀闷感好所转,但情绪紧张时血压升高,头胀闷更甚,甚则伴有头晕,片刻可缓解,口干喜饮,善叹息,纳可,二便调,舌红苔黄腻,脉滑数。患者诸症犹在,苔黄腻脉滑数,兼有湿热蕴结,继前方加炒苍术 9g,盐黄柏 9g,知母 18g。7 剂,水煎两次早晚分服。患者 11 月 6 日三诊,述诸症明显好转,舌脉亦好转,继前方加减继续治疗。

✗ **按语** 此患者情绪急躁、血压控制不佳为明显特点,且近期发现血压升高后出现头胀,考虑证候以情志为诱因,以肝阳上亢为主要病机,且每次发作时伴血压升高,故须教育患者做好血压监测。中医学将高血压归属于"眩晕""头风"等范畴,肝阳上亢型高血压是常见的中医证型之一,多因患者肝气郁滞,郁久化火则伤阴,肝阴不足,阴不敛阳,肝阳偏亢,上扰清窍所致。故治疗以平肝潜阳、清热息风为主。古籍《杂病证治新义》中记载了天麻钩藤饮,此方为肝阳上亢型高血压的治疗提供了新的方向。方中天麻有定眩晕之效,与钩藤合为君药,联用有平肝息风之效;石决明性味咸平,具有平肝潜阳之效;牛膝引血下行为臣药,可辅助君药起到平肝息风之效;栀子、黄芩清热泻火;益母草活血利水;杜仲、桑寄生补益肝肾;夜交藤、茯神宁心安神,为佐使药。各味药材合用可起到平肝潜阳、清热宁神、引血下行之效。现代药理学研究显示,天麻钩藤饮在血压控制方面效果显著,有助于改善患者的血管内皮功能。本案即加减用之。

案 2:刘某,女,67 岁,汉族,北京人,2021 年 1 月 16 日来诊。

✗ **主诉** 间断头晕 5 年余。

✗ **病因** 其人平素情绪急躁易怒,肝胆之火常常妄动,少阳木火之气循经上扰清窍,则致头晕。

�֍ **证候** 5年前无明显诱因出现头晕,无恶心呕吐,无天旋地转,无心慌心悸,外院行电子计算机断层扫描(computed Tomography,CT)、磁共振(magnetic resonance imaging,MRI)均未见明显异常(未见报告内容),休息及小针刀治疗后好转。后患者偶发作头晕,多与休息不好、劳累相关,未予特殊治疗。今日晨起后头晕症状较前明显加重,平躺时头晕加重,侧卧时稍有缓解,伴头痛,右侧肢体一过性麻木,无恶心呕吐,无天旋地转,无胸闷心悸,自测血压不高。刻下患者头晕,咽中如有痰阻,咳之不出,咽之不下,纳可,食后胃脘胀满,入睡不佳,眠浅易早醒,晨起乏力,口干口苦,大便日1行,质软不成形,小便可。平素患者情绪急躁易怒,气短,善太息,乏力,舌质黯,苔薄微腻,脉弦细。患者既往高血压病史4年余,口服苯磺酸氨氯地平降压,未规律服药,血压控制情况不详。

✖ **诊断** 头晕(肝郁化火)。此系肝胆气机不疏,气郁化火,火热上扰清窍所致的头晕;情志不畅,肝胆之火循经上逆,结于咽喉,灼津为痰,痰气结于咽喉,则见咽中痰阻,咳之不出,咽之不下;肝郁乘脾,脾胃失于健运,肌肉失养,故见食后腹胀,周身乏力;口干口苦,善太息、脉弦细等均为肝郁化火之症。宜用药清肝火,疏气机,健脾运。

✖ **处方** 柴胡24g,黄芩12g,姜半夏12g,人参9g,生姜9g,大枣9g,炙甘草9g

饮片,水煎服,每日1剂,早晚分服。7剂。

✖ **效果** 服药7剂后,头晕未再发作,睡眠不佳,眠浅易醒,四诊合参,辨属痰热互结证,故以黄连温胆汤加减与之。

✖ **按语** 《伤寒论》有云:"少阳之为病,口苦,咽干,目眩也。""伤寒中风,有柴胡证,但见一证便是,不必悉具。"肝胆之气疏泄失常,少阳郁热,上扰清窍故而头晕,脉弦细为少阳病的主脉,乃少阳气郁,血脉拘挛紧急所致,治当和解少阳,疏利气机。方中柴胡与黄芩相配,疏理少阳之郁结,清利肝胆之郁火,使气郁得达,火郁得发,气机得以通利;半夏配生姜,取其辛散,助柴胡疏通气郁;人参、大枣、甘草此三味药健脾和胃,使脾胃得运,水谷得化,气血乃生。全方七味药相辅相成,使得气机得疏,郁热得清,疾病乃愈。

案3:王某,男,34岁,汉族,2020年12月12日来诊。

❋ **主诉** 发现高血压6年余。

❋ **病因** 体胖少动,嗜食酒肉,遂致此病。

❋ **证候** 来诊时血压173/121mmHg,平素血压(150～160)/(100～110)mmHg,未经系统治疗,未服用药物,血压升高时未有明显不适。纳可,便黏不爽,日2～3次,小便调。睡眠打鼾15年,张口呼吸。舌红苔黄腻,脉沉弦。既往饮酒史、高脂血症、中度脂肪肝、肝功能异常(ALT 60 U/L)。

❋ **诊断** 高血压(湿热蕴结)。患者嗜食酒肉,损伤脾胃,脾失健运,湿浊内阻,久积化为湿热,湿热交阻,聚于中焦,熏蒸肝胆,肝胆失于疏泄,故见中度脂肪肝,肝功能异常;湿热久积,腑气不通,故便黏不爽,日2～3次;脾主四肢,脾胃健运受损,四肢不能得其充养,故见形体肥胖,四肢懒动;膏脂堆积,形体失塑,湿热阻滞气机,壅于肺系,气道受阻,故见睡眠打鼾。舌红苔黄腻,脉沉弦为湿热蕴结之象,以小陷胸汤合四妙丸加味治之。

❋ **处方** 黄连18g,姜半夏18g,全瓜蒌24g,炒苍术12g,生苡米30g,盐黄柏9g,川牛膝30g,生姜18g

7剂,日1剂,早晚饭后冲服,嘱患者戒酒、减体重、监测血压。

❋ **效果** 服药7剂,体重下降,血压较前好转,四肢渐觉轻快,纳眠可,大便黏,日 1 行,小便调,舌红苔黄腻,脉沉弦。复诊加钩藤 60g 清热平肝,泽泻、云苓各 60g 泄浊利水,继服 7 剂,血压控制尚可。

※ 按语 本例医案以小陷胸汤清中、上二焦湿热痰涎,四妙丸清利下焦湿热之邪,二者合用可疏利三焦气机,令五脏元真通畅。《景岳全书》云:"凡肥甘酒醴,辛热炙煿之物,用之过当,皆能致浊。此湿热之由内生者也。"这段描述恰好符合当今湿热型高血压的情形。小陷胸汤联合四妙丸治疗高血压,从中焦入手,以分消湿热为大法,以三焦为道路,通过宣上、畅中、渗下三路,使湿热之邪各循出路而去。后方加钩藤清头目平肝息风,泽泻、云苓利小便泄湿热之邪。

案 4:曹某,男,58 岁,北京人,2021 年 11 月 6 日来诊。

※ 主诉 间断头晕 10 年余。

※ 病因 其人长期情志不遂使肝气郁结,气郁日久火热内生,气逆自可化火,肝火上扰清窍,故见头晕。

※ 证候 患者间断头晕,无视物模糊,无口干口苦,无头痛呕吐,眼干,平素情绪波动大,纳可,二便调,舌黯红苔黄腻,舌下脉络迂曲,脉弦。既往高血压病史 10 年余,血压最高达 150/100mmHg,服缬沙坦氨氯地平片 85mg,每日 1 次,血压波动在(135 ~ 150)/(75 ~ 90)mmHg。

※ 诊断 ①头晕(肝阳上亢);②高血压 1 级。肝为刚脏,体阴而用阳,即肝体以阴血滋养而肝性刚强躁急、内寄相火主升主动。肝主疏泄恶郁结,其人长期情志不遂,易导致肝气不得疏泄,肝郁日久化热,进而形成肝火亢盛证。舌暗红为肝火亢盛,灼伤营血所致;四诊合参,辨为肝火亢盛证。方用龙胆泻肝汤加减。

※ 处方 龙胆 12g,炒栀子 15g,黄芩 18g,北柴胡 15g,当归 18g,生地黄

18g　麸炒枳实 9g,熟大黄 9g,通草 12g,泽泻 15g,车前草 15g,生甘草 9g,生薏苡仁 24g,麸炒苍术 9g,川牛膝 15g,茵陈 24g,郁金 15g,西洋参 9g,生石膏 45g　知母 24g

饮片,水冲服每日 1 剂,早晚分服。5 剂。

�֎ **效果**　服药 5 剂后,患者头晕未犯,遂继以上方加盐黄柏 9g,知母 18g 增化痰清热之功。

✖ **按语**　《素问·至真要大论》:"诸风掉眩,皆属于肝。"而后世医家如张仲景等又先后发展出"痰饮""六淫""七情所伤""痰火"等论。龙胆泻肝汤出自《医方集解》,是清肝泻火类方剂的代表方。方中龙胆为君,苦寒入肝,为清肝经实火之峻品,臣以黄芩、栀子苦寒之品共奏清肝火之功;肝体阴而用阳,肝之阴血充足,肝之气阳才能条达顺畅而不至亢旺,故佐以生地、当归以滋养肝血,使方泻肝火而不损肝体;肝居于下而属下焦,肝热宜从下而出,故以车前草、通草、泽泻通利下焦清泻肝热。

血毒案第七

案1:王某,女性,45岁,北京人,于2020年10月10日来诊。

※ **主诉** 头疼间断发作1年余。

※ **病因** 无明显诱因。

※ **证候** 患者无明显诱因,头疼间断发作,发作时多为左侧颞部疼痛,或可全头疼,连及项背,平素心惊善恐,疲劳乏力,左小腿酸胀,纳眠可,二便调,舌红苔白稍腻,舌边有齿痕,脉沉弦。左侧颈动脉粥样硬化斑块形成多年,查hs-CRP(2020-01-03)7.86mg/L,hs-CRP(2020-04-02)3.57mg/L,hs-CRP(2020-06-01)3.5mg/L。无上呼吸道感染等其他急性感染疾病及治疗用药史。

※ **诊断** 头痛(瘀毒互结)。治以清热活血解毒之法,方用四妙勇安汤加减。

※ **处方** 玄参90g,金银花90g,当归60g,甘草30g

颗粒剂,水冲服,两次早晚分服。14剂。

※ **效果** 服药后,2020年10月23日复查hs-CRP 0.92mg/L(治疗前后变化见表4-7-1)。颈动脉斑块炎症已消除,仍偶有头疼、心惊、乏力等,转治余症。

表4-7-1 患者王某治疗前后hs-CRP水平变化(mg/L)

检测指标	治疗前	治疗3月	治疗6月	治疗9月余
hs-CRP	7.86	3.57	3.5	0.92

�֎ **按语** 本例患者头疼间断发作,既往确诊有颈动脉粥样硬化斑块,长期 hs-CRP 水平偏高。As 的起源和发展与许多具有不同生化特征的生物因子相关,用作以 As 为基础的心脑血管事件发生和复发风险的预测。炎症水平较高容易导致易损斑块形成,hs-CRP 可直接、独立地预测未来心血管事件,无疑是 AS 相关疾病最强的风险预测因子之一。患者就诊前 hs-CRP 一直处于较高水平,经四妙勇安汤治疗 2 周后,患者 hs-CRP 降低至 0.92mg/L,极其有力地控制了斑块炎症。As 本质是慢性炎症过程,在诸多病因中,"瘀毒"是最重要病因之一。《校注妇人良方》称四妙勇安汤"治一切疮疡,未成者即散,已成者即溃,又止痛消毒之良剂也"。《血证论》中更是赞其"为疮症散肿之第一方","诚能窥及疮由血结之所以然,其真方也"。脱疽所患"血结之疮"与 As 斑块在发病机制上都与炎症密不可分,病理基础相似,皆以热毒为核心。四妙勇安汤方药精悍,金银花清解热毒,犹带透热转气,玄参泻阴火,当归和血,生甘草和毒,药味虽少,君臣佐使无一或缺,四药配伍精妙,有效抗炎稳斑。患者以头疼为主症,有效控制血管炎症反应,将有利于后续诸症治疗。

案 2：张某,男性,66 岁,2021 年 6 月 19 日初诊。

✖ **主诉** 发现颈动脉粥样硬化斑块 2 天。

✖ **病因** 无明显诱因。

✖ **证候** 患者平素未感明显不适,纳眠可,二便调,经期血压控制尚可,舌黯苔少,脉弦。2021 年 6 月 17 日行颈动脉 - 椎动脉彩色多普勒超声检查:右侧颈动脉分叉处,颈内动脉起始处可见粥样硬化斑块,较大位于颈内动脉起始段,大小 1.63cm × 0.55cm,斑块为不均匀强回声,斑块表面多处连续性中断,彩色血液混叠。左侧颈动脉分叉处,颈内外动脉起始处可见粥样硬化斑块,较大位于颈内动脉起始段,大小 0.96cm×0.36cm,斑块为略低回声。右侧锁骨下动脉起始段可见粥样硬化斑块,斑块大小 1.48cm×0.38cm,以强回声为主。超声提示:①双侧颈动脉内及右锁骨下动脉起始处粥样硬化斑块形成;②右侧颈动脉分叉处颈内动脉起始处狭窄(估测程度 50% ~ 69%);③右侧颈动脉斑块溃疡形成不除外。2021 年 6 月 16 日查:IL-6 3.57pg/ml,hs-CRP 0.22mg/L。血脂四项:TC 4.44mmol/L,TG 1.08mmol/L,HDL 1.71mmol/L,LDL 2.08mmol/L。

✠ **诊断** 双侧颈动脉内及右侧锁骨下粥样硬化斑块、右侧颈动脉斑块内溃疡形成。中医诊断:痰核 气虚毒损证。治以补气扶正、活血通络、清热解毒、祛瘀消斑,方用补气解毒汤加减。

✠ **处方** 黄芪 90g,当归 15g,金银花 15g,生甘草 15g,天花粉 60g,地龙 15g,丹参 15g,赤芍 15g,制乳香 9g,制没药 9g,连翘 12g,蒲公英 15g,紫花地丁 15g

颗粒剂,水冲服,两次早晚分服。14 剂。

✠ **效果** 患者服 3 个月中药后,2021 年 9 月 23 日行颈动脉 - 椎动脉彩色多普勒超声检查:右侧颈动脉分叉处,颈内动脉起始处可见粥样硬化斑块,较大位于颈内动脉起始段,大小 1.55cm×0.50cm,斑块为不均匀强回声,彩色血液混叠,斑块表面多处连续性中断,其中较明显范围 0.12cm,深度 0.08cm,可见血流进入。左侧颈动脉分叉处,颈内外动脉起始处可见粥样硬化斑块,较大位于颈内动脉起始段,大小 0.97cm×0.31cm,斑块为略低回声。右侧锁骨下动脉起始段可见粥样硬化斑块,斑块大小 1.47cm×0.47cm,以强回声为主,斑块表面欠平整。超声提示:①双侧颈动脉内及右锁骨下动脉起始处粥样硬化斑块形成;②右侧颈动脉分叉处颈内动脉起始处狭窄(估测程度 50% ~ 69%);③右侧颈动脉斑块溃疡形成？2021年9月23日查:IL-6 2.61pg/ml,hs-CRP 0.18mg/L。血脂四项:TC 3.59mmol/L,TG 0.65mmol/L,HDL 1.63mmol/L,LDL 1.56mmol/L。经过为期3个月的治疗,患者右侧颈内动脉的斑块较治疗前略有缩小,左侧颈内外及右侧锁骨下动脉的斑块基本保持,未见明显增大。炎症因子IL-6、hs-CRP以及血脂四项等在治疗后均有下降(表4-7-2)。

表 4-7-2　患者张某治疗前后各指标水平变化

检测指标	治疗前	治疗后
hs-CRP(mg/L)	0.22	0.18
IL-6(pg/ml)	3.57	2.61
TC(mmol/L)	4.44	3.59
TG(mmol/L)	1.08	0.65
LDL-c(mmol/L)	1.71	1.63
HDL-c(mmol/L)	2.08	1.56

✖ **按语**　既往研究表明,IL-6、hs-CRP是慢性炎症反应的代表性炎症因子,对于斑块溃疡的进展及斑块稳定性有着重要作用,降低IL-6、hs-CRP等炎症因子有助于稳定斑块,延缓斑块溃疡进程。此外,脂质代谢的异常也是导致斑块形成的重要原因,调节脂质代谢稳定斑块是动脉粥样硬化斑块治疗的主要渠道之一,降低TC、TG、LDL,升高HDL可以延缓、缩小甚至逆转斑块,有助于粥样硬化斑块的治疗,降低其引发急性心脑血管疾病的风险。

> **案 3：杜某,女性,60 岁,北京人,于 2020 年 8 月 20 日来诊。**

❋ **主诉** 阵发性胸痛数月。

❋ **病因** 无明显诱因。

❋ **证候** 患者自觉胸部阵痛,如被掏空感,无明显压榨性剧烈疼痛,近期体检发现血脂异常,服用他汀降脂,出现明显的肝损伤,欲求中医调理,大便溏,偶便秘,眠差,易醒,可睡 4 ~ 5 小时,脾气急躁,自汗,舌红,苔薄黄,脉弦细。查 hs-CRP 5.2mg/L。无感冒、腹泻等急性感染及免疫性疾病用药病史。

❋ **诊断** 胸痛(热毒瘀阻)。治以清热活血解毒之法,方用四妙勇安汤加减。

❋ **处方** 玄参 90g,金银花 90g,当归 60g,甘草 30g

颗粒剂,水冲服,两次早晚分服。14 剂。

❋ **效果** 服药后,复查 hs-CRP < 0.9mg/L,胸痛减轻,大便通畅(表 4-7-3)。

表 4-7-3　患者杜某治疗前后 hs-CRP 水平变化(mg/L)

检测指标	治疗前	治疗后
hs-CRP	5.2	< 0.9

❋ **按语** 本例患者阵发性的胸痛,具有血脂高、炎症因子水平高等动脉粥样硬化的危险因素。hs-CRP 的水平在预测和诊断动脉粥样硬化疾病中具有敏感性及特异性,是不依赖于低密度脂蛋白的,最独立、最有效的心血管炎症风险评估因子。此次就诊时患者 hs-CRP 5.2mg/L,属于高危(> 3mg/L)水平。经治疗 2 周后,患者 hs-CRP 降低至 < 0.9mg/L,属于低危(< 1mg/L)水平。四妙勇安汤治疗 2 周,使该患者的 hs-CRP 水平直接从高危降低至低危,效果十分显著。极大地降低了该患者患动脉粥

样硬化疾病风险,并改善了患者的相关不适症状。四妙勇安汤为治疗动脉粥样硬化疾病的经典方剂,最早见于华佗《神医秘传》,方由金银花、玄参、当归、甘草组成。方中以金银花、玄参为君臣配伍而行清热活血解毒之功,配以补血圣药当归以甘温和血、辛行通滞、祛瘀生新,使气血各有所归,通利脉道;辅以生甘草解百毒,甘以补虚、生化气血、调和诸药。

案 4 :马某,女性,59 岁,北京西城人,于 2021 年 10 月 14 日来诊。

✠ **主诉** 体检发现右胫后动脉闭塞。

✠ **病因** 无明显诱因。

✠ **证候** 体检查 hs-CRP 2.13mg/L。下肢动静脉超声示:右下肢动脉硬化伴多发斑块形成,左下肢动脉硬化伴多发斑块形成,右胫后动脉慢性闭塞性改变。遂求中医治疗,患者平素走路不稳,性情急躁,时有右胁部不适,唇周起疹,口干喜饮,目干涩(稍红),晨起时咳白痰,眠差,时入睡困难,纳可,偶有反酸烧心,大便一日三行,成形,质黏。舌红苔黄,脉弦滑。

✠ **诊断** 脉生痰核(热毒壅盛)。治以清热解毒活血法,方予四妙勇安汤加减。

✠ **处方** 忍冬藤 90g,玄参 90g,当归 60g,甘草 30g
颗粒剂,水冲服,早晚分服。9 剂。

✠ **效果** 服药后,复查 hs-CRP 1.3mg/L 下降(表 4-7-4),走路不稳症状缓解,口干、眠差改善。

表 4-7-4 患者马某治疗前后 hs-CRP 水平变化(mg/L)

检测指标	治疗前	治疗后
hs-CRP	2.13	1.3

✸ **按语** 本例患者以右胫后动脉闭塞为主要症状,伴双下肢动脉硬化及多发斑块形成,动脉粥样硬化形成与炎症因子作用密切相关。hs-CRP是临床发现的在诊断和预测动脉粥样硬化中是不依赖 LDL-C 的独立危险因素,具有更高的敏感性及特异性。本次就诊患者通过治疗,hs-CRP 水平从 2.13mg/L 下降到 1.3mg/L,效果十分显著,极大地降低了该患者动脉粥样硬化病变继续发展的风险,同时相关临床症状也有改善。四妙勇安汤为治疗热毒脱疽的经典方剂,最早见于华佗《神医秘传》,方由金银花、玄参、当归、甘草组成。方中以金银花、玄参为君臣配伍而行清热活血解毒之功,配以补血圣药当归以甘温和血、祛瘀生新,使气血各有所归;辅以生甘草解毒补虚、生化气血、调和诸药。本方以忍冬藤代替金银花,两者一根一花,同出一源,功效相似而忍冬藤更具有通络之效,故以忍冬藤为君,更奏奇效。

内科杂病案第八

✠ **主诉**　头晕 3 年,加重 1 年。

✠ **病因**　素体气虚。

✠ **证候**　患者 3 年前夜班后晨起出现眩晕,失去意识后倒地,数秒后自行苏醒,未行系统诊治。2 年前熬夜后再次出现晕后倒地,数秒后意识转清。今年 3 月、10 月先后两次出现类似状况,自诉平日嗜睡,纳可,大便日 1 行,成形,小便量多,咳嗽有痰。辅助检查:2021 年 10 月 18 日于北京中医药大学第三附属医院行头颅 CT 未见异常;颈动脉超声结果:右侧颈总动脉分叉处斑块形成,厚约 0.35cm,左侧颈总动脉分叉处内中膜增厚,厚约 0.13cm。既往湿疹病史。

✠ **诊断**　头晕(气虚清阳不升)。患者自诉平日嗜睡,应属气虚之体,且头晕每于夜班、熬夜等休息欠佳时出现,盖因劳则耗气,气虚清阳不展,脑窍失养。气虚无力推动津液布达,日久聚而化湿成痰,故见皮肤湿疹、咳嗽咳痰,痰结脉内而为斑块,方予补气醒脑汤加味。

✠ **处方**　人参 3g,白芷 9g,生石膏 24g,川芎 15g,生麻黄 6g,石菖蒲 9g,远志 9g

饮片,日 1 剂,水煎两次早晚分服。7 剂。

✠ **效果**　服药后,患者眩晕未见发作,手上湿疹有所好转,痰量变多,色黄质稀易咯,矢气多,便次增多,日 3 成形,小便量由多转至正常。改方为内消软脉汤1号加减化痰活血,软坚散结治疗颈动脉斑块。

✳ **按语** 《医林绳墨》言:"头为诸阳之首,位高气清。"《灵枢·口问》云:"上气不足,脑为之不满,耳为之苦鸣,头为之苦倾,目为之眩。"可知头为清阳之府,气血充足,得清气之充养方能发挥正常的生理功能,否则易生倾眩之变。针对此等气虚清窍失养所致头晕、头眩,余在临床常选用自拟经验方,补气醒脑汤由人参、川芎、白芷、生麻黄、生石膏五味中药组成。其中以人参少量益气补虚,配合川芎"上行头角,助清阳之气",白芷"上行头目,下抵肠胃,中达肢体,遍通肌肤以至毛窍,而利邪气",芳香上达,为阳明经祛风散湿主药,善治"头风头痛,目眩目昏";麻黄为方中特别药味,《本草备要》言其"调血脉,通九窍,开毛孔",认为其属辛散风药,具强大的通达之性,一可通彻上下内外,透达全身窍机,使气血流通,气机宣泄,二则高巅之上唯风可到,能引诸药上行而达病所,三因麻黄可下通溺窍而利尿,膀胱经上于巅顶入脑,下窍利于脑窍之清亦有助益;生石膏甘寒,配伍其间防人参麻黄辛热太过。方中五药有补有行,以菖蒲、远志益智开窍,对于气虚清阳不升的头晕具有较好疗效。

案2:李某,女性,58岁,北京人,于2021年9月23日来诊。

✳ **主诉** 头晕20余年,加重6月。

✳ **病因** 痰饮作祟。

✳ **证候** 患者20年前无明显诱因出现头晕,视物旋转,伴耳聋、耳鸣,恶心呕吐,吐出未消化食物,无一过性黑矇、无头疼等,与体位变化及转颈无关,每次持续30分钟~1.5小时,数年发作1次,6个月前出现听力下降,头晕加重,1周发作4~5次,每次持续30分钟~1.5小时。2021年6月就诊于北京顺义医院,考虑与后循环缺血及耳部疾病相关。

舌淡胖苔白腻,脉弦滑。

✠ **诊断** 眩晕(痰饮上犯)。治以化痰利水为主,予苓桂术甘汤加减。

✠ **处方** 茯苓 30g,桂枝 8g,炒白术 18g,炙甘草 9g,姜半夏 12g,生姜 12g,泽泻 24g,生龙骨^{先煎}30g,生牡蛎^{先煎}30g

饮片,日 1 剂,水煎服,早晚饭后温服。7 剂。

✠ **效果** 服药后头晕减轻,舌淡胖、苔白腻,脉弦滑。原方继加葛根 24g,白芍 12g,生麻黄 6g,人参 3g,大枣 9g,继服 14 剂。

✠ **按语** 痰饮是眩晕主要病因之一,朱丹溪提出"无痰不作眩"一说,病人舌淡胖苔白腻,脉弦滑,皆见痰饮之象。《丹溪心法》云:"头眩,痰挟气虚并火,治痰为主,挟补气药及降火药。无痰则不作眩,痰因火动。"痰浊不化,上扰清窍,发为眩晕,治眩当以治痰为先。苓桂术甘汤《伤寒论》言:"伤寒若吐若下后,心下逆满,气上冲胸,起则头眩,脉沉紧,发汗则动经,身为振振摇者,茯苓桂枝白术甘草汤主之。"《金匮要略·痰饮咳嗽病脉证并治》言:"心下有痰饮,胸胁支满,目眩,苓桂术甘汤主之。"原方仅四味,主治心下停饮,水气上逆,头眩身摇。以茯苓为君,桂枝为臣,两药相须相成,利水化气之功显著,又得白术助茯苓补脾以利水,甘草助桂枝扶心阳以降冲。方中又佐泽泻,泽泻白术二味为泽泻汤。《金匮要略·痰饮咳嗽病脉证并治》云:"心下有支饮,其人苦冒眩,泽泻汤主之。"增强化饮利水之效,再加半夏、生姜化痰和胃降逆,生龙骨、生牡蛎重镇降逆,组方精当,配伍巧妙,临证需抓住核心主症,辨证准确,同时合方并用,加减化裁,临床必能收获佳效。

案 3:张某,女性,42 岁,于 2015 年 12 月 8 日来诊。

✠ **主诉** 眩晕 10 年余。

* **病因** 病因不明。

* **证候** 患者述 10 年来,头晕、眩晕偶发,发作时天旋地转,恶心、呕吐,汗出,发作较频,伴失眠,心悸,头脑昏沉,不清醒。有晕车史。舌淡,苔白滑,脉弦细滑。

* **诊断** 眩晕(中阳不足,痰饮上犯)。予苓桂术甘汤加味。

* **处方** 茯苓 45g,桂枝 15g,炒白术 15g,炙甘草 9g,生龙骨^{先煎}30g,生牡蛎^{先煎}30g,清半夏 18g,泽泻 30g,菊花 10g,天麻 15g,钩藤^{后下}15g,煅磁石^{先煎}30g,红芪 10g

  饮片,日 1 剂,水煎服,14 剂。另嘱患者调畅情志。

* **效果** 患者服用上方后,头脑清醒,两周未发眩晕,依然失眠,但较前好转,舌淡,苔白,脉沉弦细。继上方加龙眼肉 18g,水煎服,14 剂。

* **按语** 眩晕一证,古称"冒眩",多为痰饮证。赵锡武老治内耳眩晕病(梅尼埃病),认为其中不少属于痰饮所致,常投加味苓桂术甘汤。岳美中先生说,若服赵老方不验,则为血虚头晕,服枣仁(炒)三钱(或柏子仁三钱)、山药三钱、五味子三钱、当归三钱、龙眼肉三钱,可愈。又来春茂先生经验方,龙眼肉 60g,荷叶顶两个,煎服,用此治疗眩晕,有药到病除之功,昔岁老母常用之,耳源性眩晕证属血虚者,用此方为主,随证加味,效佳。余临床经验,先以赵锡武先生方加天麻、钩藤、菊花、磁石以平肝,加黄芪以升清气,可迅速控制眩晕症状。后加龙眼肉以巩固疗效。

案 4:潘某,女,49 岁,2012 年 6 月 8 日首次就诊。

* **主诉** 头晕伴呕吐 3 天。

* **病因** 生活安逸,运动减少,气血壅滞,不能上荣于脑所致。

* **证候** 于 3 年前出现头晕、呕吐等症状,经西医查为颈椎老年性退变压

迫颈部血管导致头部供血不足,故出现上述症状。三年来间断治疗,疗效不满意。患者于 2012 年 6 月 8 日首次就诊,证见头晕、严重时伴有恶心、呕吐,双眼视物模糊,夜间睡眠差,多梦易醒,情绪烦躁,晨起胸闷,纳可,二便调,舌淡苔白有瘀点,脉沉弦。

� **诊断** 头晕(瘀血阻络)。予血府逐瘀汤合桂枝加葛根汤加减。

✖ **处方** 柴胡 10g,赤芍 10g,枳壳 10g,炙甘草 10g,怀牛膝 15g,桔梗 10g,桃仁 10g,红花 10g,当归 15g,川芎 15g,地龙 10g,三七粉^{冲服}3g,丹参 15g,葛根 30g,桂枝 24g,生姜 10g,大枣 10g,羌活 15g

饮片,日 1 剂,水煎服,7 剂。

✖ **效果** 2012 年 6 月 15 日复诊,诉症状好转,原方加菊花 15g、鸡血藤 15g,以增强其活血通络功能,并清头目。6 月 29 日复诊,服上方后,眩晕症状减轻,症状明显好转,偶有头晕、恶心、双眼视物模糊的症状,夜间睡眠差,多梦易醒,晨起胸闷,纳可,二便调,舌淡苔白有瘀点,脉沉。调整处方,在上方基础上加党参 15g 补气行血。7 月 6 日复诊,头晕、恶心、胸闷等症状基本消失,唯睡眠差,多梦,易急躁。考虑患者睡眠一直较差,调整处方,于上方基础上加酸枣仁 30g。睡眠安稳,诸症悉除。

✖ **按语** 据临床经验可得,凡颈椎病有瘀血阻络征象者,用王清任血府逐瘀汤合张仲景桂枝加葛根汤效果较好,文献之中,亦查到多篇文章,多个同道用此合方治疗颈椎病,均获良效,所谓不谋而合。该患者舌有瘀点,脉象沉弦,为典型血瘀征象。除舌脉之外,血瘀征象可参考王清任《医林改错》中血府逐瘀汤所主治之证:"头痛、胸痛、胸不任物,胸任重物,天亮出汗,食自胸右下,心里热,憋闷,急躁,夜睡梦多,呃逆,饮水即呛,不眠,小儿夜啼,心跳心忙,夜不安,俗言肝气病,干呕,晚发一阵热"。临床上,对病位的把握和理解是非常重要的,在某些情况下,可以在很大程度上,直接影响疗效之好坏。大凡有明确病位针对性的中药,如果应用得当,都有出人意料之疗效,如治疗项胁痛之柴胡剂,治疗头痛之川芎剂,治疗腹痛之白芍剂等。此案之病位,可分横纵坐标,纵坐标之位在后项,横坐标之位在血脉,两坐标之交点,即血府逐瘀汤合桂枝加葛根汤之独到有效病位。

案 5 :张某,男性,56 岁,于 2010 年 12 月 9 日来诊。

�֎ **主诉** 患头晕、耳鸣 2 年。

✖ **病因** 生活安逸,运动减少,气血壅滞,不能上荣于脑所致。

✖ **证候** 头晕伴头脑昏沉,尤以后脑不适明显,头脑混沌不清,记忆力减退,偶有耳鸣,双目呆滞不灵活,行走缓慢,双腿沉重,牙龈经常出血,后项僵硬不适。既往颈椎病史,查头颅 MRI 示多发腔隙性梗死,磁共振血管成像(magnetic resonance angiography,MRA)示左侧椎动脉重度狭窄,右侧中度狭窄。因狭窄动脉广泛,难以做支架,建议内科治疗。但患者服用他汀类药物则周身无力,面色萎黄,服用阿司匹林则牙龈出血加重,因此寻求中医办法。舌质黯红,舌苔薄白,脉弦。

✖ **诊断** 头晕(太阳经气不利)。《黄帝内经》曰:"凡五脏精华之血,六腑清阳之气,皆上注于头",气血不能上荣于头,自然头脑昏沉,七窍失灵。然气血阻滞于哪条经脉,至关重要。该患者后项僵硬,后脑昏沉,椎动脉亦走行于后项,此为足太阳膀胱经之位,治当疏解太阳之经,以利气血运行,予桂枝加葛根汤加减治疗。

✖ **处方** 葛根 30g,桂枝 10g,白芍 15g,生姜 6g,大枣 6g,炙甘草 10g,天麻 10g,当归 15g,丹参 15g,三七粉[冲服]3g,荷叶 15g,山楂 10g,泽泻 15g 饮片,日 1 剂,水煎服,早晚饭后温服。7 剂。

✖ **效果** 患者服药 7 剂,头晕明显减轻,头脑清醒,双腿走路轻松,牙龈出血消失。舌质黯红，舌苔白腻，脉弦。原方加陈皮 6g、茯苓 6g 化痰除湿，再服 7 剂后，头晕耳鸣消失，头脑清醒，目珠灵活，走路轻松，家人诉患者整体精气神较前改善显著。遂改用活血通脉之中成药，长期服用，并嘱长期坚持锻炼身体，控制饮食，坚持服用深海鱼油，预防脑梗死。

※ **按语** 桂枝加葛根汤为仲景所创，原方为"葛根(四两)，桂枝(二两)，芍药(二两)，炙甘草(二两)，生姜(三两)切，大枣(十二枚)擘，上六味，以水一斗，葛根，减二升，去上沫；内诸药；煮取三升，去滓，温服一升。覆取微似汗，不须啜粥，余如桂枝法将息及禁忌。"《伤寒论》曰："太阳病项背强几几，反汗出恶风者，桂枝加葛根汤主之。"仲景制此方，为太阳之病，初入阳明而设，但因该方有松解肌肉之力，除外感之外，内伤之病，凡与项背肌肉拘挛紧张相关，恒多用之，效如桴鼓。

本案患者，头脑昏沉，气血不能上荣，源于后项太阳经脉不舒，包括两个层面含义，一是后项肌肉紧张不舒(颈椎病)，二是椎动脉血管平滑肌紧张不舒(动脉粥样硬化)。因此治以桂枝加葛根汤，以疏解太阳之经脉，肌肉松弛，血行自无障碍。加用天麻、三七、丹参、当归，流动气血上荣头部。加用荷叶、山楂、泽泻，升清降浊，兼化血中痰浊淤滞，诸药合用，经脉疏解，瘀滞得化，气血得通，故有满意之效。

此方之药物用量与疗效关系甚大，葛根用量，一般不能低于 30g，仲景原方葛根四两，现代为 60g 左右，余在临床上，葛根用量通常在 30～60g 之间，剂量太少，难以见到显著疗效。

临床上，对病位的把握和理解也是非常重要的，在某些情况下，可以在很大程度上，直接影响疗效之好坏。大凡有明确病位针对性的中药，如果应用得当，都有出人意料之疗效，如治疗项胁痛之柴胡剂，治疗头痛之川芎剂，治疗腹痛之白芍剂等。

该方不但太阳阳明中风用之有效，举凡与项背肌肉拘挛紧张相关之疾病，如落枕、颈椎病、痉挛性斜颈、椎基底动脉供血不足等，用之恒效。

案6：庄某，女，47岁，汉族，2020年11月28日来诊。

主诉 头痛2月余。

病因 性情急躁，遂致此病。

证候 持续性头部胀痛，双侧太阳穴尤甚，经期加重，每次发作持续几天至一周，伴恶心欲呕。2周前无明显诱因出现乏力眠差，入睡困难，多梦，早醒。双下肢膝以下冰凉。纳可，偶口干，二便调，带下量多色白。左脉细弱，右脉弦，舌红苔少，苔中后略黄。月经不规律，四月一至，末次月经9月15日。既往过敏性鼻炎4年。

诊断 头痛(肝胃虚寒，浊阴上逆)。胃寒生浊，浊饮上犯，故见恶心欲呕；性情急躁，肝气夹胃中寒浊上逆，遂致头痛；月经期间，肝气不舒，故头痛经期加重；脾胃虚寒，不能温运四肢，故见乏力，双下肢膝以下冰凉；性情急躁损伤肝血，肝血不能濡养心神，故见眠差，入睡困难，多梦；天癸将竭，故见月经四月一至。左脉细弱，右脉弦，舌红苔少，苔中后略黄，为肝血虚少，肝气上逆，中焦湿浊停蕴之象，以吴茱萸汤先治其头痛。

处方 吴茱萸18g，生姜15g，姜半夏15g，人参3g，炙甘草6g

饮片，日1剂，水煎两次早晚分服。7剂。

效果 服药7剂，近一周头痛未再发作，无恶心，咽中有痰，痰色白，仍有口干乏力，大便质干，1～2日1行，睡眠好转，晨起右下肢偏凉，舌红苔少，脉弦细。复诊予丹栀逍遥丸合二至丸、生脉饮14剂疏肝养血，清热调经固本收功。

按语 本例以吴茱萸汤暖肝温胃，升清降浊治疗头痛，疗效颇佳。吴茱萸汤在《伤寒论》中的记载共有三处：阳明病篇为"食谷欲呕"，少阴病篇是"吐利，手足厥冷……烦躁欲死"，厥阴病篇为"干呕，吐涎沫，头痛"。本例存在其特征性病象，如恶心欲呕、头痛、手足厥冷、性情急躁，虑其全身证候，也呈现一派寒象，故处以吴茱萸汤效如桴鼓。考虑患者痰湿较重，予去大枣之滋腻碍胃，加半夏燥湿化痰，以炙甘草和胃。

案 7：刘某，男性，44 岁，北京人，于 2010 年 9 月 7 日来诊。

❋ **主诉**　头痛昏沉，多年不愈。

❋ **病因**　禀赋体弱，思虑烦劳过度，耗损元气所致。

❋ **证候**　患头痛多年，曾经多方治疗，未见明显效果，或者暂时有效，后很快复发。所用多为养血清脑、通络活血、息风止痛药物，亦包括止痛片等。近年来病情加重，头昏沉感明显，心悸，尤以前额紧绷难受，眼眶发胀，眼睛发涩，偶有耳鸣。每遇疲劳、工作压力大时或生气、受凉而触发加重。脉沉关部略滑，舌淡红苔薄白。

❋ **诊断**　头痛（元气不足）。大凡头痛，医者多认为风火上扰，脉络不通。岂不知，气为血之帅，气虚下陷，上气不足，气血不能上荣，亦可导致头痛。《灵枢·口问》说："上气不足，脑为之不满，耳为之苦鸣，头为之苦倾，目为之眩。"此之谓也。患者素体气虚，容易疲劳，精气神不旺，为气虚头痛之典型，治以补气醒脑汤加减。

❋ **处方**　生黄芪 15g，炒白术 10g，红参^单煎 6g，云苓 10g，当归 10g，川芎 10g，升麻 9g，柴胡 6g，蔓荆子 10g，葛根 10g，羌活 10g，白芍 15g，黄柏 6g，生姜 3 片，大枣 3 枚，炙甘草 10g

水煎服，日 1 剂，7 剂。

另嘱每天健走锻炼不少于 45 分钟，头部按摩不少于 30 分钟。

❋ **效果** 患者服药一周，头沉紧绷感明显减轻，心悸缓解，耳鸣消失，体力增强，食欲睡眠均改善。后用上方加减变化，间用加味逍遥散疏解肝经郁热，遂收全功。

❋ **按语** 临床所见，气虚头痛患者不在少数，尤其以白领女性、事业有成的中年男性、以及考前学子最为常见。头痛反复发作，身体虚弱疲乏，头脑昏沉而不灵活，西医所谓慢性反复发作性紧张性头痛。余据多年临床心得，自拟经验方之"补气醒脑汤"，治疗此类头痛，有立竿见影之效，而且不易复发。

头为"诸阳之汇"，"凡五脏精华之血，六腑清阳之气，皆上注于头。"人体大脑需要大量的气血营养，如果人体气血充足，头脑得以濡养，则头脑灵活，耳聪目明；如果人体气血不足，清窍失养，邪气占据脑部经络（如风、湿、火、痰等），就会出现头脑昏沉，头重胀满，视物模糊，耳朵发堵，听力下降这些表现，所谓"清窍失养"。

本方用黄芪、红参、白术健脾益气，辅以柴胡升发肝气，升麻升发脾气，帅当归、川芎之药力向上，养血活血，祛风止痛。葛根、羌活、蔓荆子轻扬升发，能入头部阳明、太阳经络，散风除湿。《素问·生气通天论》说"阳气者……因于湿，首如裹"，湿气蒙蔽清阳，头部就像裹着东西一样，所谓头重如裹，头重如山，都是有湿邪的表现，也正是紧张性头痛的主要表现，因此，用上面几个药散风除湿，则九窍通利，耳聪目明。白芍能滋肝阴、敛肝火；黄柏能滋肾阴，制相火，两药合用，可以平肝滋肾，清除脑窍热邪。茯苓、生姜、大枣和炙甘草，中正平和，调和脾胃，以资气血生化之源。

自拟得此方以来，治愈紧张性头痛患者无数，自以为得意之作。这种头痛除气虚体质外，多与精神压力和头项肩背长期肌肉紧张有关。减轻心理压力，改变不良生活习惯，积极参加体育锻炼和头项肩背按摩，是治愈本病的基础。

案 8：林某，女，36 岁，福建人，于 2015 年 1 月 6 日前来就诊。

�֎ **主诉** 寐差 4 月余，加重 1 周。

✖ **病因** 工作繁杂、思虑过多所致。

✖ **证候** 入睡困难，心悸，头晕头痛，噩梦纷扰，项强，月经不调，舌红苔黄，脉弦滑。既往颈椎病病史。

✖ **诊断** 不寐（痰热扰心）。凭此舌脉证候，当为气郁生痰，化热扰心之证。予清热化痰安神法，方用黄连温胆汤加减。

✖ **处方** 黄连 12g，胆南星 9g，竹茹 9g，枳实 9g，陈皮 9g，茯苓 30g，清半夏 18g，生姜 15g，大枣 15g，炙甘草 6g，郁金 15g，远志 15g，生龙骨^{先煎}30g，生牡蛎^{先煎}30g，煅磁石^{先煎}30g，珍珠母^{先煎}30g

饮片，日 1 剂，水煎两次早晚分服。7 剂。

另有医嘱，配合乌灵胶囊服用每次 3 粒，每日 3 次。

✖ **效果** 患者服上方 7 剂，于 2015 年 1 月 13 日复诊，2 自诉睡眠好转，心悸减轻，偶有头痛，噩梦明显减少，精神情绪大佳，停用安眠药，仍能入睡。继用上方加减，2 周后已能正常安眠，面色转佳，黄褐斑亦消失，遂收全功。

✖ **按语** 黄连温胆汤是由唐代孙思邈《备急千金要方》中的温胆汤演绎而来，具有行气、化痰、清热之功效。气郁生痰化热内扰是本方所主病机之核心，临床上，凡因情志引发气郁生痰化热之疾病，皆可主治，包括失眠、抑郁、焦虑、头痛、癫痫、抽动症、不宁腿综合征等。黄连温胆汤之"方证"有三，一是噩梦、二是黄腻苔，三是弦滑脉，是选用该方的关键。临床若见到病人精神情绪表现较重者，可加用郁金、远志以清热化痰开窍；若梦里易惊扰，心悸，神无所安时，可酌情加用重镇安神药，常用有珍珠母、磁石、琥珀粉。比如本例患者上述两种或见症皆具备，在原方基础上加用郁金、远志、龙骨、牡蛎、磁石、珍珠母等解郁开窍,重镇安神,皆收效佳。法无定法,以上皆是指导启发作用,具体应用时尚需根据患者实际表现加减化裁。

案9:奚某,女,65岁,北京人,于2015年1月20日初诊。

✠ **主诉** 失眠惊梦多年。

✠ **病因** 情绪常年欠佳,多思虑,遂致此证。

✠ **证候** 头晕,恶心,失眠多梦,梦中大喊大叫,便干,纳可,小便可,舌红苔白腻,脉沉弦。

✠ **诊断** 不寐(痰热扰心)。四生龙骨诊合参,当为思虑气结生痰,痰热扰动心神之证,予清热化痰、安神定惊法,予黄连温胆汤加减。

✠ **处方** 黄连15g,胆南星15g,竹茹15g,炒枳实9g,陈皮9g,茯苓30g,清半夏18g,郁金15g,远志15g,生龙骨^{先煎}30g,生牡蛎^{先煎}30g,珍珠母^{先煎}30g,煅磁石^{先煎}30g,瓜蒌24g,炒莱菔子15g,天麻15g,钩藤^{后下}15g,蝉衣9g,酒大黄6g

饮片,日1剂,水煎服,早晚饭后温服。7剂。

✠ **效果** 2015年1月27日复诊:头晕、恶心减轻,下午入睡,失眠减少,喊叫惊语减少,大便畅,舌黯红苔白,脉弦。药证合一,守前法,继方加生铁落^{先煎}50g。煎服法同前,7剂。

2015年2月3日三诊:恶心感消失,头晕、噩梦惊语明显改善,大便畅,日1次,舌黯红苔白,脉弦。方中铁落花镇惊降逆有奇效,张锡纯用该药单味治肝胆火盛之目眩头晕、惊风痫证,以其为金之余气,借金以制木,且其性重坠,善引上逆火气下行;气归其位,无以窜走扰动神窍故使安静不语,神定思眠,头晕减轻;临床见到惊风、肝亢上盛类证可酌用。病情好转,守方继加桃仁15g,青礞石^{先煎}30g。煎服法同前,14剂。

患者继服14剂后,情绪大佳,头晕消失,头脑清利,梦醒次数减少,梦中喊叫大见好转,舌红苔白,脉弦。

✳ **按语** 失眠噩梦惊扰,多为痰热扰心之证,以黄连温胆汤为主,临床疗效可期。然或有不效者,或有不能拔除病根者,当考虑痰瘀互阻之可能。《医林改错》血府逐瘀汤夜睡梦多证目:"夜睡梦多,是血瘀。此方一两付全愈,外无良方。"愚临床喜用黄连温胆汤合血府逐瘀汤治疗失眠噩梦惊扰重证,奏效甚捷。若嫌药味过杂,可只加桃仁一味,疗效相似,盖因桃仁乃血府逐瘀汤治疗失眠多梦之关键药物。云南母庆宏先生2003年发表文章,描述桃仁治疗失眠多梦的独特功效,摘录于下:

患者冯某,男,40岁。头痛1年余。以枕部连及颈部疼痛为主,发作时可连及颞侧,疼痛剧烈,犹如针刺,时间短暂,少则数秒,多则10多分钟,时发时止,发无定时,伴失眠、多梦,纳可,大便干,小便调,舌质红绛、苔薄白少津,脉弦涩。经多家医院检查排除颈椎病及颅内病变,诊为血管神经性头痛。中医诊断:头痛,证属气滞血瘀。治以疏肝理气,活血祛瘀。方用血府逐瘀汤加减。药用:桃仁12g,红花6g,当归12g,川芎12g,赤芍12g,生地黄15g,柴胡9g,枳壳12g,葛根12g,黄芩9g,大枣6g,甘草6g。服3剂后复诊,疼痛明显减轻,发作次数较前减少,失眠多梦症状消失。效不更方,仍继以前方,唯药房暂缺桃仁一味,改用丹参15g。服用一剂后,患者前来告知,头痛症状缓解,唯每晚难以入寐,寐则梦扰不安,时寐时醒,要求照原方服药,仍改用桃仁。后遂照前方应用。服药后患者告知头痛症状消失,失眠多梦症状不见。后坚持服药2月余,遂不复发。

此后笔者每于治疗他证时见失眠多梦症状,经多方医治无效时,每加入桃仁一味,均获良效。

案 10：董某，女，54 岁，于 2012 年 6 月 15 日来诊。

✠ **主诉** 寐差 8 年余。

✠ **病因** 素体肝热，上扰心神，遂致不寐。

✠ **证候** 患者诉寐差 8 年余，每每不能入睡，即便入睡，多梦易醒，睡眠时间短，睡眠质量差，伴脱发、眼干、神疲乏力、面色萎黄、食少纳差等症状，大便量少，不成形，舌红，苔腻，脉弦，测血压：130/90mmHg。曾自服归脾丸治疗，疗效不显，后未继续服用。

✠ **诊断** 不寐（肝胆湿热，痰热扰心）。治以清利肝胆为主，兼化痰热、养心神，方用龙胆泻肝汤合蒿芩清胆汤加减。

✠ **处方** 龙胆 12g，生栀子 15g，黄芩 15g，柴胡 9g，生地 15g，当归 15g，泽泻 15g，车前草 15g，青蒿 15g，胆南星 9g，枳实 9g，陈皮 10g，茯苓 30g，清半夏 18g，生姜 10g，大枣 15g，炙甘草 15g

饮片，日 1 剂，水煎服，早晚饭后温服。14 剂。

✠ **效果** 2012 年 6 月 29 日复诊，诉服上方后眠差症状改善明显，甚至出现白天嗜睡现象，患者用此方效果喜人，长达八年的失眠之症霍然治愈。后继续在门之治疗其他不适症状。

✠ **按语** 本案能获如此良效，关键在于辨证准确，用药得当。患者面色萎黄，神疲乏力，食少纳差，便溏，眼干脱发，有诸多虚象，但此患者舌红，苔腻，脉弦，虽为女性，但性情较为刚直，说话时声调颇高，且经问诊得知其有长期饮酒及吸烟史，诊为肝胆湿热、痰热扰心之证。所见面色萎黄，神疲乏力，食少纳差，便溏之证，湿气困脾也，眼干脱发，湿阻气机、津不上承也。

辨证要明确，用药须得当。不寐因痰热扰心者，用黄连温胆汤多有显著疗效。但黄连温胆汤最善于治疗因躁扰郁热，炼液为痰所致之证。本案患者病因为长期饮酒，湿热淤积肝胆之经，上扰心神而致，单用温胆汤力量不够且病位不精确。龙胆泻肝汤和蒿芩清胆汤清利肝胆兼化痰热，故有桴鼓之效。

案 11：戴某，女性，北京人，于 2015 年 3 月 4 日来诊。

�֍ **主诉**　入睡困难伴情绪郁闷、急躁 3 年余。

✖ **病因**　秉素内向，情绪不畅，渐致此证。

✖ **证候**　患者 3 年前出现情绪郁闷、紧张、焦虑、心烦不适，极度难受，偶有轻生观念，曾用菜刀背砍自己手臂，夜不能寐，反复就诊于北京回龙观医院，诊断为抑郁症、焦虑症，予心理治疗，合并应用氢溴酸西酞普兰片20mg 2/ 日口服，盐酸丁螺环酮片 2 粒 3/ 日口服，奥沙西泮片 15mg 3/ 日口服，规律用药，但仍觉情绪急躁，焦虑，做事没兴趣，入睡困难，神疲乏力，腰腿沉重不适。2015 年 3 月 4 日初诊患者述近日失眠，入睡困难，情绪郁闷，急躁易怒，记忆力明显减退，纳呆，偶有便秘，舌黯红苔白，脉弦细滑。

✖ **诊断**　失眠、郁证。患者为中年女性，素内向，情志不遂，以致气郁生痰，郁久化热，阻于胆经，而成胆热之证，方宗《千金》半夏汤。

✖ **处方**　清半夏 18g，生姜 18g，生地 24g，炒枣仁 24g，黄芩 15g，远志15g，陈皮 10g，茯苓 45g，苡米 45g，竹茹 9g，胆南星 9g，枳实 9g，龙胆9g，酒军 9g

饮片，日 1 剂，水煎服。7 剂。并嘱精神科就诊，深呼吸练习。

　　效果　2015 年 3 月 12 日二诊，患者服上方内热减退，心烦减轻，入睡困难，心悸动，舌红苔少，脉弦滑。诊断同前，处：继上方加郁金 15g，远志 9g，珍珠母^{先煎}30g，灵磁石^{先煎}30g，生龙骨^{先煎}30g，生牡蛎^{先煎}30g。7剂，水煎服。

　　2015 年 3 月 19 日三诊，患者服上方，急躁减轻，入睡仍困难，大便不成形,舌黯苔黄,脉弦滑。诊断同前,处:继上方去酒军,加五味子15g,厚朴9g。7剂,水煎服。

2015年3月26日四诊,患者服上方诸症减轻,近2天身体通透舒适,大便可,睡眠可,舌红苔少,脉弦滑聚关。诊断同前,处:继上方加生石膏30g,红参3g。14剂,水煎服。

2015年4月7日五诊,患者服上方失眠消失,情绪好转,腹坠,腿重明显减轻,身体通透舒适。

✤ **按语**　《备急千金要方》卷十二胆腑方胆虚实第二篇,载有胆实热、胆虚寒两证。胆虚寒用温胆汤,胆实热用半夏汤。温胆汤常用,而半夏汤用之者甚少。临床上,胆实热证甚为多见,表现为失眠、烦躁、郁闷者,笔者试用半夏汤,效果显著。对于兼有气虚者,可取《集验方》半夏汤之法,加入人参等补气药,效果可显著提高,本案加五味子人参后,患者身体通透舒适,可为佐证。半夏汤用药指征,脉象很重要,通常为弦脉或弦滑脉,关脉尤为明显,有医家将此称为"聚关脉",《备急千金要方》所载胆实热脉象为"左手关上脉阳实者,足少阳经也。"附半夏汤原方:

治胆腑实热精神不守泄热方。

半夏　宿姜(各三两)黄芩(一两)生地黄(五两)远志茯苓(各二两)秫米(一升)酸枣仁(五合)

上八味　咀,以千里长流水五斗煮秫米,令蟹目沸扬之千余遍,澄清,取九升煮药,取三升半分三服。(《集验方》治虚烦闷不得眠,无地黄、远志,有麦门冬、桂心各三两,甘草、人参各二两。)

案12:张某,男性,46岁,河北涿州人,于2015年1月17日来诊。

✤ **主诉**　长期入睡困难。

病因 思虑过度引起。

证候 此人平素焦虑不安，思虑甚多。入睡困难，整晚最多睡 2 ~ 3 个小时，睡后易醒，寐中噩梦纷纭，易惊，健忘，头昏，情绪紧张。舌红苔白，脉弦细。

诊断 不寐（心肝血虚）。思虑过度，暗耗阴血，当为心肝血虚之证，取法酸枣仁汤。

处方 酸枣仁[打碎]45g，知母 15g，川芎 15g，茯苓 30g，炙甘草 6g，刺五加 12g，西洋参 9g

饮片，日 1 剂，水煎服，早晚饭后温服。7 剂。

效果 服药 7 剂，症状未见明显改善，遂加蝉蜕 30g，黄连 9g，龙胆 9g，熟地 30g，又服 7 剂，症状较前颇有改善，入睡时间延长至 5 ~ 6 小时。

按语 经曰“阳入于阴则寐，阳出于阴则寤”，不寐一证，人皆以为阴血不足，阳热内扰，殊不知风扰阳动，风火相煽，更易导致阴阳不能交融，而至不寐顽固不愈。蝉者，冬眠之虫，蝉衣主治小儿惊哭夜啼，有息风宁神之效。浙江黄锦槐先生 1994 年发表文章，讲述其祖传用蝉衣治疗失眠之法，特录于下：

“余外祖父系早年乡土名医，曾予家母口传蝉衣治疗不寐之妙用。后经临床验证，屡试屡效。谨录验案 2 则于下，以供参考。如王某，男，21 岁，患神经衰弱已数载，夜难人寐，寐则多梦易醒，甚或彻夜不眠。日间眩晕昏沉，周身无力，记忆力明显减退。曾经中西药治疗，疗效不佳。诊见：面白无华，消瘦乏力，双目少神，饮食无味，四肢不温，舌苔薄白，脉虚软，诊为心脾两亏型失眠。初以归脾汤加减 3 剂，宁心健脾安神未效。旋用独味蝉蜕 3g，加水 250ml，武火煮沸后再文火缓煎 15 分钟，取汁饮用。患者当夜即安然入寐。继守是法巩固治疗半个月，旧恙若失。嘱其清心淡泊，少忧思，食养尽之。随访 3 载，脸色红润，体气大佳。再如，李某，女，34 岁，患不寐证已8年许,夜间经常朦朦胧胧,似睡非睡,日间常头昏目眩,精神萎靡,健忘心悸,纳食无味,舌淡、苔薄白,脉细弱。予蝉蜕3g,煎如上法,每晚顿服一次。服3剂寐已安。继续服用1个月以巩固疗效,尔后诸症俱消。随访5年,病未再发。临床经验证明,蝉蜕不但能治小儿夜啼,更善疗成人失眠,其养心安神之功卓著,且性味平和,价格低廉,诚可推广应用。"

> **案13:靳某,男性,51岁,河北涿州人,于2015年1月24日来诊。**

- **主诉**　长期入睡困难。

- **病因**　平素性情急躁,易怒,肝肾阴虚,水不涵木,肝阳亢逆无所制,气火上扰引起。

- **证候**　此人平素性情急躁,易怒。长期入睡困难,最多睡2~3个小时,重则整晚无法入睡。曾有脑梗死病史。舌红苔白,脉弦细。

- **诊断**　不寐(肝阳偏亢,肝风上扰)。方予蝉衣安神汤加减。

- **处方**　蝉蜕30g,钩藤^{后下}30g,天麻30g,炒酸枣仁45g,熟地30g,生地30g,黄连15g,龙胆9g,茯苓30g,石菖蒲18g,远志18g,珍珠母^{先煎}30g,磁石^{先煎}30g

  饮片,日1剂,水煎服,早晚饭后温服。7剂。

- **效果**　服药7剂,症状明显改善,已能安眠。

- **按语**　经曰"阳入于阴则寐,阳出于阴则寤",失眠一证,人皆以为阴血不足,阳热内扰,殊不知风扰阳动,风火相煽,更易导致阴阳不能交融,而至失眠顽固不愈。蝉者,冬眠之虫,蝉衣主治小儿惊哭夜啼,有息风宁神之效。蝉衣治疗失眠,有独特疗效,尤其对肝风内动者,疗效尤著,为浙江黄锦槐先生祖传之法。经过临床实践,创制"蝉衣安神汤",愚用此方治愈睡眠惊醒多矣,屡建奇效。附:蝉衣安神汤:蝉蜕30g,钩藤^{后下}

30g,炒酸枣仁 30g,熟地 30g,黄连 9g,龙胆 9g。

案 14：孙某,女性,59 岁,北京人,于 2015 年 12 月 24 日来诊。

✠ **主诉** 入睡困难多年。

✠ **病因** 因思虑过度,焦躁易怒导致。

✠ **证候** 不寐多年,逐渐加重,入睡困难,凌晨 2 ~ 3 时方入睡,甚至彻夜不眠,心烦、心悸,易早醒,偶服地西泮(安定),无噩梦,精神欠佳,大便可,小便频,舌黯红,脉弦沉(两关独旺,寸尺皆沉)。

✠ **诊断** 不寐(脾虚肝郁,肝阳偏亢)。方予解郁安神汤加减。

✠ **处方** 北柴胡 18g,黄芩 12g,清半夏 12g,云苓 12g,桂枝 12g,生姜 12g,大枣 12g,炙甘草 12g,党参 12g,生大黄 6g,生龙骨^{先煎}18g,生牡蛎^{先煎}18g,灵磁石^{先煎}18g,珍珠母^{先煎}18g

14 剂,日 1 剂,水煎分服。

✠ **效果** 2016 年 1 月 7 日复诊,患者诉停服西药,睡眠有所改善,仍入睡困难。心悸减轻,腹泻,舌黯红,脉弦。在前方基础上加用生龙齿^{先煎}18g 平定肝阳,使肝之阳气安定无从逆上,犯于清窍。

2016 年 1 月 14 日三诊,患者入睡困难程度较前进一步改善,心悸明显好转,偶发,大便 1 ~ 2 次 / 日,舌黯,脉弦;继续加用茯神 18g 以安神定悸。

2016 年 1 月 21 日四诊,睡眠明显好转,精神状态佳,夜间 12 点左右可入睡,睡眠质量改善,醒后神清气爽,舌黯少苔,关脉独弦(聚关脉);继上方加用夜交藤 18g,白芍 18 调补肝肾之阴,使肝阳下敛有所归处,巩固治疗。

✠ **按语** 本例患者平素多思虑、易焦躁发怒,阳亢体质,肝气用之太过,郁滞不能正常条达,聚而不行常道,亢奋上升,制约不及;导致阳气当降不降、当敛不敛,流窜走动,不入阴脉,营卫之行不相顺接,故不寐;肝气积聚日久郁而发热故心烦;肝阳上亢,扰乱心神,兴奋不安,故心中悸动;肝之候在关,肝阳气亢盛,上下流动不通而停聚,则表现为关脉独大,寸尺皆沉——聚关脉。

治疗以桂枝、生姜、大枣调和营卫之气,使气得以归于阴脉中;以柴胡、黄芩、半夏调和半表半里、半阴半阳,联络阴阳出入通道,使阴阳交接,阳气入阴;以龙骨、牡蛎、磁石、珍珠母同用重镇潜藏,使肝阳无以妄动,收安神之效;大黄解肝经聚久化热所致之心烦;肾气化水力弱故小便略频,以茯苓利水,并走心经、收安神之效;患者年长,体弱,利水药及贝石类药物耗气,故不忘以党参、甘草益气固本。

本案尤以聚关脉为诊断治疗特色指征,临床上不论遇到的症状多么复杂,抓住情志、心悸等情绪表象,并见到聚关脉者,可用柴胡加桂枝龙骨牡蛎汤治疗。"聚关脉":尺寸俱弱,关部独盛,或宛如豆状,甚至如杏核突起于关部,类似于短脉;《素问·脉要精微论》:"短则气病。"《脉说》:"有过于悲哀之人,其脉多短者,于此可占气之病矣。"可见此脉乃情志长期不舒,气久郁滞所致,或阴阳失调,气郁之候。故临床用于治疗本病,因思虑过度、情志失调,肝阳亢逆而使阴阳不相顺接所致的失眠,见到聚关脉者,尤效。

案 15:区某,女性,65 岁,于 2015 年 10 月 20 日来诊。

✠ **主诉**　早醒半年余。

✠ **病因**　思虑过度,暗耗阴血,渐至此证。

✠ **证候**　患者早醒半年余,无论入睡早晚,每于凌晨 3—4 点醒来,醒后不能再睡,伴心悸,神疲倦怠,无梦,舌黯红苔少,脉弦。

�֎ **诊断** 不寐(气阴两虚证),方予自拟之五味早醒汤加减,以补气滋阴敛神。

✖ **处方** 五味子 30g,刺五加 15g,生龙骨^{先煎}30g,生牡蛎^{先煎}30g,炒枣仁 30g,灵磁石^{先煎}30g,知母 15g,川芎 15g,茯苓 30g,黄连 15g,阿胶^{烊化} 15g,黄芩 15g,白芍 15g,浮小麦 15g,大枣 15g

饮片,日 1 剂,水煎两次饭后分服。7 剂。

✖ **效果** 患者服用上方后,早醒症状完全消失,自云思睡,早晨很难醒来,心悸乏力减轻,时有耳鸣,舌黯红苔少,脉沉弦。诊断同前,处:继上方,五味子改为 15g,加夜交藤 18g。7 剂,水煎服,遂收全功。

✖ **按语** 当代中医大家李培生先生善重用五味子治疗失眠,用之临床,或有效者,或有不效者。经反复实践,发现失眠之证,主要表现为早醒或反复觉醒者,重用五味子确有奇效。自拟"五味早醒汤"(五味子^{打碎先煎}60g,刺五加 15g,炒枣仁^{打碎先煎}30g,生龙骨^{先煎}30g,生牡蛎^{先煎}30g),用于失眠早醒兼有健忘、心悸、神疲之证,佳效可期。经曰"阳入于阴则寐,阳出于阴则寤",阳气既已入阴血,何以复出?考其根本,气虚不能收摄故也。气者,神之本,气足则神旺,气虚则神衰涣散,不安其所,故时时早醒。察早醒患者,多半神疲乏力,头昏健忘,情绪低落可为明证。是以补气敛神为治疗早醒之关键。五味子为《神农本草经》上品,"味酸温。主益气,咳逆上气,劳伤羸瘦,补不足,强阴,益男子精。"因其五味俱全,故名五味子,然以酸味为主。孙思邈谓:"五月常服五味子以补五脏气。遇夏月季夏之间,困乏无力,无气以动,与黄芪、人参、麦门冬,少加黄檗煎汤服,使人精神顿加,两足筋力涌出。生用。六月常服五味子,以益肺金之气,在上则滋源,在下则补肾。"《用药法象》载五味子"补元气不足,收耗散之气",是其关键功效之所在。"五味早醒汤"重用五味子以补气强阴敛神,刺五加助其补气,炒枣仁助其强阴,龙骨入肝以安魂,牡蛎入肺以定魄,魂魄者心神之左辅右弼也,诸药合用,则心神之耗散得以固敛,自可安眠无忧矣。

兼有阴血不足者,可加入黄连阿胶汤、酸枣仁汤,可提高疗效。五味子减半应用者,恐生内热也。

案16：马某,男,33岁,山东人,2012年7月6日就诊。

✠ **主诉** 寐差3年。

✠ **病因** 思虑伤脾,气血亏虚,遂致经年不寐。

✠ **证候** 患者因平素工作压力较大,生活规律不佳,3年前出现失眠,每夜入睡虽较快,每日亦可睡7~8小时,但睡眠不实,多梦易醒,醒后仍觉疲乏,心烦易怒,面色少华,无头晕头痛,无胸闷心慌,纳可,二便调,舌淡红,苔薄白,脉沉。

✠ **诊断** 不寐(心脾两虚)。患者平素工作压力较大,长期思虑劳倦,伤及心脾,心伤则阴血暗耗,脾伤则生化之源不足,故血虚不能上奉于心,心失所养,致心神不安,心血不静,而成不寐。心脾两虚,心神失养可致多梦易醒,心悸健忘,醒后不易入睡。心主血,其华在面,气血虚不能上荣于面所以面色少华。《类证治裁·不寐论治》云:"思虑伤脾,脾血亏虚,经年不寐",此之谓也。治以归脾汤加减,并嘱患者加强锻炼,每日早晨户外健走或慢跑。

✠ **处方** 西洋参12g,炒白术15g,生黄芪18g,当归15g,炙甘草10g,茯苓15g,远志10g,炒枣仁30g,木香6g,龙眼肉15g,大枣10g,夜交藤30g,麦冬15g,五味子15g,刺五加18g,知母15g,黄柏15g

饮片,日1剂,水煎服,早晚饭后温服。7剂。

✠ **效果** 患者规律服用7剂汤剂,每日配合散步、慢跑等锻炼方式,复诊时症状明显好转,睡眠较前明显改善,睡眠深沉,梦少,醒后不觉疲乏,白日精力充沛,情绪亦较前好转,已不觉烦躁。患者甚为高兴。

�֍ **按语** 此方之意,用归脾汤补气养血,合夜交藤安神,生脉饮、刺五加以增加补气之力,用知母、黄柏者,一则制约补药之热性,二则去虚体之阴火,此东垣老人用药法。此案获如此显效,至少有以下五点启示:

其一,归脾汤确为治疗心脾两虚失眠之要方,但临床上必须明辨气虚与血虚孰轻孰重,并据此加减用药,方能显桴鼓之效。如果气血不足较为平衡,可用归脾汤原方;如果血虚为主要矛盾,则需要增加四物、阿胶、枸杞子等补血之品;如果气虚是主要矛盾,则需要加入生脉饮、刺五加等补气之品。

其二,本案患者最主要的特征性症状是睡眠后不解乏,此为气虚的重要指征。气虚失眠的患者,除了睡眠但不解乏外,睡眠的状态通常是似睡非睡,而且通常容易入睡,甚至白天困倦,但睡眠质量不高,容易早醒。

其三,气虚的另外一个特点是"头脑不清楚",即"神疲",俗语说"精气神不足"。本案患者也有这个症状特征,此即"元气不足,则九窍不利"。经云:"精充则气足,气足则神旺",此气者,非一般之气,是为元气。元气不足而神衰不敏者,非人参不能补,党参不能担当此任,夏季以西洋参为妙。

其四,气虚之形成,除了长期劳倦之外,原本的气虚体质是发病的根本基础。气虚体质之人,有特殊体征可查,体型偏胖而肌肉松软,此为气虚肌肉;皮肤色白而嫩滑,体毛不多,此为气虚皮肤;骨骼软弱不够强壮,此为气虚骨骼;面色无华或萎黄或浮胖,此为气虚面色;容易出汗、感冒、鼻炎和中暑,此为气虚易感病。该患者面色无华,面白而易自汗,体魄不强,神疲体倦,气虚体质无疑。气血体质之人,坚持体育锻炼是治疗之本。因而要求患者每日坚持户外健走和慢跑,此治其本也。

其五,患者描述了一个很特殊的表现。由于劳累,患者经常做头部按摩。本次治疗之后,病情已有显著好转,再去按摩的时候,熟悉的按摩师告诉他,头顶部明显变硬,以前按上去都是软软的。头顶的软硬程度能否作为气虚证的一个特征性指标,还有待进一步观察。

案 17 :患者马某,男,58 岁,于 2012 年 7 月 20 日首次来诊。

✠ **主诉** 入睡困难 7 年。

✠ **病因** 诸事烦扰,肝气怫郁,日久不愈,而致此证。

✠ **证候** 患者 7 年前出现入睡困难,就诊于西医门诊,7 年来口服西药控制失眠症状,近一年来自觉症状越发明显,药物疗效减退,不能维持睡眠。故就诊于中医门诊,刻下症见入睡困难,夜间多梦,易醒,心烦,睡眠质量极差,面色黧黑,舌暗红苔薄白,脉弦。

✠ **诊断** 不寐(瘀血阻络)。方予血府逐瘀汤加减。

✠ **处方** 柴胡 10g,白芍 10g,枳壳 10g,炙甘草 10g,桃仁 10g,红花 10g,当归 10g,川芎 10g,赤芍 10g,地龙 10g,丹参 15g,生地 10g,怀牛膝 10g,桔梗 10g,酸枣仁 30g,夜交藤 30g

饮片,日 1 剂,水煎服,早晚饭后温服。7 剂。

✠ **复诊** 每周复诊,患者睡眠逐渐转佳,入睡较之前容易,但入睡后仍多梦易醒,时有头晕,舌红苔薄白,自述西药助眠药物自行减量,于 10 余天后全部停药,停药后出现头晕,心烦意乱等症状。

✠ **二诊处方** 于原方基础上加味:夏枯草 24g,生龙齿^{先煎}30g,珍珠母^{先煎}30g,灵磁石^{先煎}30g,琥珀面^{冲服}6g,生铁落^{先煎}50g,地骨皮 30g。

此患者失眠之故疾长达 7 年之久,久病入络,用一般泻火、祛痰、补益之法难以取得疗效,况且患者一直服用大量镇静安神的西药,依据古训“顽疾多血瘀”的观点，投以活血祛瘀的血府逐瘀汤，加地龙、丹参以增强其活血祛瘀的功效，同时加味酸枣仁、夜交藤以对症其失眠的症状。

效果 患者服药3周后自觉失眠症状减轻，夜间仍多梦，但醒来次数明显减少，所做之梦可连续完整，停用西药后，出现不良反应，心烦不适症状明显，持续数天，方中加用琥珀粉、生铁落等镇静安神药以缓解其头晕等不适症状，同时巩固之前取得的疗效。经1月余的治疗，患者8月24日来诊时，效果显著，目前可较易入睡，虽有多梦症状，但夜间可有完整睡眠，心烦、头晕症状基本消失，睡眠质量得到极大改善。

按语 此患者不寐之疾长久顽固，多种抗失眠西药已不能控制症状，转为中医治疗时，需要治疗时间应较长，并且通常应逐渐停用西药，切记短时间变化剧烈，以免症状加重，治疗起来更加困难，但此患者在数天内停用所有服用多年的药物，虽出现不适症状，但很快缓解，临床上实属少见，证明辨证用药是准确的。王清任血府逐瘀汤原方，“主治胸中瘀血。胸痛，头痛日久，痛如针刺而有定处，或呃逆日久不止，或内热烦闷，或心悸失眠，急躁易怒，入暮潮热，唇暗或两目暗黑，舌质暗红或有瘀斑，脉涩或弦紧。”其中就有失眠适应证。辨证的关键，要有血瘀的指征，该患者面色黧黑，心中烦热，舌质黯红，脉弦，是为瘀血表现，故用此方疗效显著。临床所见日久失眠的患者，若遍用其他方法不能取得满意疗效，亦可以用“顽疾因血瘀”的辨证思维治疗，常获满意疗效。

案18：关某，女，64岁，汉族，2020年10月24日来诊。

主诉 眠差7年，头晕半年余，加重1月。

病因 平素情志不畅，思虑繁多，遂致此病。

证候 患者存在慢性失眠，入睡困难，眠浅易醒，每夜睡眠6 ~ 7小时，晨起 4 ~ 5 点醒。半年前出现头晕头胀,每于行走时加重,自服眩晕宁片未见明显改善。1 月前无明显诱因头晕加重,不敢行走。平素情绪急躁,思虑甚多,近 2 日胸前隐有窜痛,晨起口苦,纳可,大便质黏,日一行。舌红苔白厚,脉弦滑。既往高脂血症、颈动脉斑块病史。

✳ **诊断** 不寐,眩晕(少阳胆热兼太阴脾寒)。此患者头晕胀,行走不稳,情绪急躁,口苦,脉弦滑,考虑少阳枢机不利,胆热上逆,上扰清窍;患者思虑繁多,大便质黏,畏寒,舌红苔白厚,考虑太阴脾寒水停;加之不寐日久,肝气虚衰,予清少阳胆热,温太阴脾寒,补肝虚之法,柴胡桂枝干姜汤合小补肝汤加味治之。

✳ **处方** 柴胡 9g,黄芩 9g,桂枝 9g,干姜 9g,五味子 9g,大枣 6g

饮片,日 1 剂,水煎两次早晚分服。7 剂。

✳ **效果** 服药 7 剂,2020 年 10 月 31 日,头晕明显好转,走路渐稳,略有头重脚轻感,自诉时有后背冷痛,睡眠较前好转,纳可,二便调,舌黯红苔薄白,脉弦,继方加人参 3g 以补中土之虚,服如前法,继服 7 付,症状大减。

✳ **按语** 本例医案以柴胡桂枝干姜汤清少阳胆热,温太阴脾寒为主,配合小补肝汤补肝虚之功,与病机契合,故效果显著。《伤寒论》原文曰:"伤寒五六日,已发汗而复下之,胸胁满微结,小便不利,渴而不呕,但头汗出,往来寒热,心烦者,此为未解也,柴胡桂枝干姜汤主之。"柴胡桂枝干姜汤是少阳枢机不利,胆火内郁,导致的三焦决渎功能失常,气化不利,津液不布,有一定阴证的机转,证属少阳病兼水饮证。方中柴胡、黄芩清少阳邪热,瓜蒌根、牡蛎生津散结,桂枝、干姜振奋中阳,温化寒饮。本患者未见口渴,小便不利,故去牡蛎、瓜蒌根。诸药相合,可使少阳枢机得利,气化以行,阳生津布,诸症悉愈。冯世纶教授认为柴胡桂枝干姜汤符合厥阴病提纲证,是治疗厥阴病的典型方证,这可能提示其暗含厥阴病的机转。《素问·方盛衰论》云:"肝气虚则梦见菌香生草,得其时则梦伏树下不敢起。"肝气虚则令人多梦恐怯。《辅行诀》载："肝虚则恐。肝病者，虚则目䀮䀮无所见，耳有所闻，心澹澹然，如人将捕之。邪在肝，则两胁中痛，中寒，恶血在内，则胻善瘛，节时肿。陶云：肝德在散，故经云：以辛补之，酸泻之。肝苦急，急食甘以缓之。小补肝汤：治心中恐疑不安，时多噩梦，气上冲心，越汗出，头目眩晕者方。"患者有长期失眠病史，神经衰弱，本例合用小补肝汤以补其肝虚，肝藏血，血舍魂，若肝藏血不足，则魂失其舍，飞扬于外，眠浅多梦。肝还与冲脉相关，虚则冲气犯之而有气上冲之感，肝所系为足厥阴经，与手厥阴心包经相连，心包络代心行气，故可见胸前隐有窜痛。此案系肝脾虚弱，桂枝、干姜皆气温之药升散温阳，干姜、大枣健脾安神定志，桂枝、五味子一敛一散，平降冲逆，升降气机，斡旋中土，肝之体用得以承平而其虚自愈。学生考虑本病患者是由于肝脾不升而致胆热不降，从而变生诸症，以小补肝汤合柴胡桂枝干姜汤温升肝脾治其本，清解胆热治其标，故不寐、头晕可愈。

案 19：耿某，女，64 岁，汉族，2019 年 6 月 29 日来诊。

❋ **主诉** 入睡困难 30 余年，加重 3 年。

❋ **病因** 平素抑郁，忧思操劳，遂至此病。

❋ **证候** 眠差，入睡困难，每晚服用氯硝西泮 1 片助眠，夜眠约 5 小时。白日精神欠佳，头部昏沉紧闷，无头痛，双目干涩，视物不清，眼下黑眼圈明显，乏力困倦，纳可，二便调。舌淡黯苔黄腻，脉弦细。既往焦虑抑郁病史。

❋ **诊断** 不寐（阳气不振，痰蒙窍闭）；郁病。据症析原，夜间阳气盛，阴血虚，阳不入于阴，故眼下黑眼圈明显，入睡困难，不得眠；白天患者阴气盛，阳气虚，阳气不振，神识昏昧，故精神欠佳；阳气不升，清窍不开，故头部昏沉紧闷；气血不达四末，故见乏力困倦；胃气尚未受伤，故纳可，二便调。气血不匀顺通达,痰湿阻于脉道,故见舌淡黯苔黄腻,脉弦细。治以补气醒脑汤加味治之。

✳ **处方** 红参 1g,白芷 9g,生麻黄 9g,石菖蒲 9g,远志 9g,陈皮 9g,茯苓 9g,清半夏 15g,生姜 15g,川芎 9g

饮片,日 1 剂,水煎两次早晚分服。14 剂。

✳ **效果** 服药 14 剂,头部昏沉紧闷、乏力困倦大减,黑眼圈好转,眠差改善,仍有双目干涩,视物不清,纳可,二便调,舌淡黯苔黄腻,脉弦,复诊以菊花、薄荷各 6g 清头目浮游之热,继服 28 付。

✳ **按语** 本例医案以补气醒脑汤振奋阳气,清痰涎,开诸窍(心窍清窍等),通神明。方以红参、白芷、生麻黄振奋阳气,菖蒲、远志补心肾,开心孔,利九窍,明耳目,陈皮、茯苓、清半夏、生姜清化经隧之痰,以利阴阳出入之道路,川芎畅达气血。《灵枢·大惑论》:"帝曰:病而不得卧者,何气使然? 岐伯曰:卫气不得入于阴,常留于阳。留于阳则阳气满,阳气满则阳跷盛,不得入于阴则阴气虚,故目不瞑矣。"本病治疗的着眼点需详慎,患者虽有失眠焦虑抑郁病史,辨证不可一见失眠即考虑阴血虚弱,不可一见焦虑抑郁视为肝郁气滞,本例患者阴阳节律失常,当从阴阳入手,关注其根本病机,以振奋白日阳气为先,开通阴阳之道路,则易开方取效,后守方 28 剂治本收功。

案 20:吴某,女性,31 岁,河北涿州人,2010 年 9 月 3 日来诊。

✳ **主诉** 眠差 2 年余。

✳ **病因** 思虑过度,暗耗心血所致。

✳ **证候** 夜不安眠,乱梦纷纭已逾 2 年,每夜睡眠仅 2 ~ 3 小时,入睡困难,易醒,醒后不易再睡,伴有头晕,视物旋转,重则恶心呕吐,周身乏力,心烦易怒,面色㿠白,精神萎顿,情绪低落,舌质淡红,苔薄白,脉细。西医诊为抑郁焦虑状态、失眠。

�֎ **诊断** 不寐(阴血不足)。症状虽然复杂,然以阴血不足为根本,血虚生热,则阳不入阴,失眠、头晕、烦躁诸症丛生。

�֎ **处方** 予养血清肝安神之法加减治疗,其后患者头晕乏力等症好转,睡眠改善,每夜可入睡 5 小时左右。至 2010 年 12 月 24 日复诊,病人情况已基本稳定,然失眠之证,最易受到各种因素影响,引起复发,善后调养至关重要,处调养方如下:

百合 10g,生地 15g,枸杞子 15g,制首乌 10g,炒枣仁 10g,浮小麦 10g,大枣^{去核}3 枚,炙甘草 3g

上药用豆浆机打浓浆,睡前顿服。7 剂。

✖ **效果** 用上方之后,患者睡眠进一步改善,至 2011 年 1 月 21 日复诊,每日睡眠可达 7 小时,体力增加,精神渐旺。

✖ **按语** 不寐乃临床常见之证,自《黄帝内经》立半夏秫米汤为治以来,历代医家迭有发明,究其机制,不外虚实二端。实证多为温胆汤证、龙胆泻肝汤证、加味保和丸证、血府逐瘀汤证;虚证多见酸枣仁汤证、归脾汤证、逍遥散证、黄连阿胶汤证。然不寐为身心疾病,情志内伤,甚为复杂,往往多脏受累,扑朔迷离,区分不易,辨证时须于本质处着眼,找出主要矛盾,谨守病机,耐心调养,否则即成隔靴搔痒。

不寐之证,属实者大抵十之一二,属虚者十之八九,实者易治,虚者缠绵,容易反复。治病如治国,所谓"打江山易,守江山难"。疾病治疗只要辨证准确,效果往往显著,然对于慢性病,不可急于求成,疗效满意后,能够守法守方,以平和之剂巩固疗效,保卫巩固现有的胜利果实也是尤为重要的。对于类似失眠等慢性疾病,善后调理之功不可忽视。调理善后、扶正固本实际上就是调整机体的功能状态,促进机体内部分与部分、部分与整体、脏腑与脏腑之间的关系，调理阴阳，以平为期。

对于情志内伤之虚性失眠，善后调养，其益处至少有以下三个方面。一是可以进一步提高疗效；二是可以预防复发；三是简化服药方法，使病人易于接受，容易坚持用药。余经过反复临床实践，逐渐确立了一个不寐的善后调养方剂，名曰“琼玉浆”。此方即百合地黄汤合甘麦大枣汤加枸杞子、制首乌、炒枣仁而成。方中，百合地黄汤入心肺滋阴降火，甘麦大枣汤入心脾益气和营，然阴血之根本在肝肾，故加制首乌、枸杞子、炒枣仁以滋养肝肾阴血，以使阴血之源泉充足。经曰：“寐本乎阴，神其主也，神安则寐，神不安则不寐。”该方可调和五脏，滋生阴血，泉源不竭，故令神有所主，神安则寐。

初制本方之时，多用上药代茶饮用，对于轻者疗效尚可，对稍重的失眠患者，疗效欠佳，经反复推敲，利用家庭常备的豆浆机，把上药打成药浆，晚上睡前顿服，大大提高了疗效。自制成此方以来，已有无数失眠患者从中受益，其中一部分，甚至彻底摆脱了失眠困扰，甚慰吾心。使用此方应注意三点，一是辨证当属阴血不足之证；二是打药浆之前饮片要浸泡至少 24 小时；三是大枣要去核。

案 21：肖某，女性，49 岁，于 2012 年 4 月 5 日来诊。

主诉 气短 2 年。

病因 长走比赛，大汗淋漓，后得此证。

证候 患者 2 年前参加单位组织的春季长走活动，活动中积极比赛，以致全身大汗出，衣物全部湿透。自此之后，逐渐出现胸闷憋气感，自诉“吸气至胸部上不来”，必须借助抬肩、快速多次小呼吸方能缓解，安静状态下仍会出现此症状，每日均会发作数次。曾于他院治疗，服用心元胶囊、血府逐瘀胶囊、参芪五味子胶囊、丹参滴丸等，稍有好转，停药后胸闷憋气感仍频频出现。就诊时症状主要为胸部憋闷感，吸气后好转，伴全身乏力，肩背部酸痛，腹部胀满，进食后尤甚，纳食少，夜寐不安，多梦，大便偏稀，无规律，小便频多量少。患者 2005 年查体发现白细胞低至 $2.9 \times 10^9/L$，中性粒细胞偏低，淋巴细胞偏高（具体不详），2006 年查动态心电图示：心率慢，约 55 次/min，ST-T 段改变，2010 年心脏彩超示：主动脉瓣关闭不全。已于 2005 年绝经。舌黯苔薄微黄，脉沉。

✳ **诊断** 短气（大气下陷）。听闻患者所述，顿想起张锡纯《医学衷中参西录》所载"升陷汤"，其下症状描述为："治胸中大气下陷，气短不足以息，或努力呼吸，有似乎喘；或气息将停，危在顷刻。……其脉象沉迟微弱，关前尤甚。其剧者，或六脉不全，或参伍不调。"患者所诉"总觉得每次呼吸到胸部就上不来气，每次都需要抬肩、快速小呼吸才能缓解"和书中描述"气短不足以息，努力呼吸，有似乎喘"完全相符。患者的脉象偏沉，与升陷汤的脉象也相符。当属大气下陷证，遂首剂予升陷汤治疗。

✳ **处方** 生黄芪 45g，知母 30g，升麻 6g，柴胡 6g，桔梗 6g

饮片，日 1 剂，早晚饭后分服。7 剂。

✳ **效果** 患者服药后复诊，自诉效果显著，感觉胸闷明显好转，其家属亦观察发现患者日常生活中深吸气的次数较前减少，但劳累后仍会出现症状。舌淡黯苔薄，脉细弦。继上方加西洋参 6g，生石膏 15g^(先煎)，麦冬 15g，五味子 15g，以增加补气之力。继服 14 剂，胸闷、短气感明显好转，2 年之病豁然痊愈。

✳ **按语** 大气下陷一证，盐山张锡纯阐述最详，其症状变化无端，更易与肝气郁结混淆。然辨证之关键，不外三点，其一为短气，气短不足以吸，甚则语声难出，有似乎喘；其二为脉沉，沉迟微弱，关前尤甚；其三有过力劳作之病史。有此三点，定为大气下陷无疑。该患者之特征，一者"总觉得每次呼吸到胸部就上不来气,每次都需要抬肩、快速小呼吸才能缓解";二者脉沉无力,患者自诉每次自己摸脉都摸不着;三者发病原因为春季长走过劳,三者具备,诊为大气下陷无疑。

寿甫先生创升陷汤,实为中医之巨大发明,用以治大气下陷之证,效如桴鼓,为余临床最喜用方剂之一。升陷汤以黄芪为主药,取其既善补气,又善升气之意,知母可制黄芪之热性,二者配伍,有云升雨施之妙,柴胡为少阳之药,升麻为阳明之药,可引大气之陷者自左右而升,桔梗为药中之舟楫,载诸药之力上达胸中。

原方剂量,生黄芪六钱,知母三钱,柴胡一钱五分,桔梗一钱五分,升麻一钱。笔者临床经验,对于大气下陷轻者或初病者,原方剂量即可起效,然对于病程较长、病情深重者,需要加大黄芪用量,同时加大知母用量,以制其热性。此外,柴胡、桔梗、升麻的用量不可过大,是此方的关键,用量过大不能生发气机,反成解表泄气之药,通常临床用量不能超过 6g。

案 22：陈某,女性,48 岁,于 2010 年 11 月 15 日来诊。

✠ **主诉**　气短 20 余年。

✠ **病因**　先天肾精不足,不能纳气所致。

✠ **证候**　患者从年轻时开始,即觉喘气费力,伴有胸闷,阴天或劳累后加重,时有咳嗽,吐痰色白,腰膝酸软,神疲乏力,头脑昏沉,舌淡苔白,脉象寸关微弦,尺脉弱。既往慢性支气管炎病史,曾经多方治疗,未见明显效果,近有加重倾向。

✠ **诊断**　短气(肾不纳气)。病人咳嗽兼有吐痰,且阴雨天加重,考虑为内有湿痰,阻滞肺部气机,而至喘气费力,予宣肺化痰法无效。后考虑患者神疲乏力,头脑昏沉,喘气费力可在劳累后加重,疑为胸中大气下陷,气少不足以息,予张锡纯升陷汤加味再进 7 剂,11 月 30 日回诊,非但无效,反而上火,痰多咳嗽,胸闷加重。患者诉,曾于多处诊治,然每服补益之药,均有上火之症状。余言,还有一法可试,补肾纳气,如仍无效,还请另请高明。患者表示同意,遂书方如下。

✳ **处方** 麦冬 15g,五味子 15g,熟地 30g,怀山药 15g,山茱萸 15g,云苓 10g,泽泻 10g,丹皮 10g,紫河车 30g,厚朴 10g,苏子 10g,清半夏 15g,桔梗 10g,黛蛤散[包煎]10g

饮片,日 1 剂,水煎两次早晚分服。7 剂。

✳ **效果** 7 日后,患者来诊,大喜,服上药后喘气顺畅,短气、胸闷症状明显减轻,家属述患者体力明显增加。后在原方基础上,根据寒热,或加知母,或加红参,加减治疗 2 个月,体力增加,呼吸顺畅,咳痰消失,20 年短气、胸闷霍然而愈。

✳ **按语** 《黄帝内经》曰"肺为气之主,肾为气之根",此证由肾虚不能纳气所致,服用麦味地黄汤后,效如桴鼓,可为明证。但为何患者多处求医,均未从补肾纳气入手,且余初诊、二诊,仍未想到补肾纳气治法呢?这里面的问题值得深思。

一则患者虽然年将五旬,但精气神较好,面色润泽,无肾虚,特别是没有肾阴虚之象;二则患者之症状,主要是呼吸费力,胸中憋闷,并无肾不纳气喘促症状;三则患者多次进补,均以上火、胸闷咳嗽加重、难以忍受而终止。正是这三个原因,导致医生很准确判断证候。但如果我们深入思考,可以发现,患者病史已有 20 余年,久病及肾,此乃肺脏疾病自然变化之理,病人虽无五心烦热、口咽干燥、潮热盗汗等阴虚症状,然脉象寸关微弦,尺脉弱,是肾阴不足,浮阳上越之脉。舍症从脉,主要根据脉象和病史来判断患者的证候,确非易事。中医辨证论治之难由此可见一斑。

麦味地黄汤为中医治疗肾不纳气、阴虚喘咳的主要方剂。加紫河车以培先天之本,加厚朴、苏子、半夏以助肺气息息下行,入归于肾,加黛蛤散平肝,平肝即肃肺也,加桔梗宣肺尤妙,以免肃降太过,以和肺脏天然之理。此中加减变化之理,源于师爷董建华先生多年临床经验。又,喘促者宜加紫石英,劳累加重者宜加人参,寒者宜加肉桂,热者宜加知母,不可不知也。

案 23 :某女,60 岁,北京人,于 2015 年 2 月 10 日前来就诊。

✳ **主诉** 胸前区疼痛、憋闷 1 年。

✳ **病因** 病前曾爬楼梯,感觉异常疲劳,遂得此证。

✳ **证候** 气喘、胸闷,劳累后心前区绞痛,生气、寒冷时明显,气短,月经已停,舌红苔黄腻,脉弦涩,寸弱。

✳ **诊断** 胸痹(大气下陷)。四诊合参,当为大气下陷,兼有气血郁滞,予益气升提兼活血法,理郁升陷汤加减。

✳ **处方** 红芪 30g,知母 30g,升麻 6g,柴胡 6g,桔梗 6g,延胡索 9g,川楝子 6g,三七粉^{冲服}6g

饮片,日 1 剂,水煎两次早晚分服。7 剂。

✳ **效果** 复诊,电话述病情:胸闷气短明显减轻,仍有胸痛。继方柴胡加至 9g,加白芍 9g,枳壳 9g,炙甘草 9g,怀牛膝 12g,桔梗 9g,桃仁 9g,红花 9g,当归 12g,川芎 12g,赤芍 12g,地龙 15g,丹参 15g,7 剂,水煎二服。
三诊,电话述病情:胸闷气短消失,口干、睡眠好转,偶胸痛。效果明显,考虑患者体质偏虚,予补中益气丸口服收尾固本。

✳ **按语** 寿甫先生创升陷汤,实为中医之巨大发明,用以治大气下陷之证,效如桴鼓。辨证之关键,不外三点,其一为短气,气短不足以吸,甚则语声难出,有似乎喘;其二为脉沉,沉迟微弱,关前尤甚;其三有过力劳作之病史。有此三点,定为大气下陷无疑。然其证变化无端,多有兼气血郁滞者,宜理郁升陷汤。愚之经验,以升陷汤合血府逐瘀汤,较之原方,奏效尤捷。

案 24:女性,58 岁,于 2012 年 9 月 9 日首诊。

❈ **主诉** 腹部窜胀、背后发凉 3 月余。

❈ **病因** 琐事劳心,情绪怫郁所致。

❈ **证候** 患者诉腹部窜胀,伴冷气上冲感,背后发凉,畏风恶寒,周身乏力,尤以双下肢乏力明显,视物模糊,心情烦躁,食欲较差,睡眠差不易入睡,大便稀,日一行。患者既往体健,舌质淡红,少苔有齿痕,脉弦细沉。

❈ **诊断** 奔豚(寒邪上逆)。本证发病,多与心、肝、肾三脏有关,并与冲脉的关系尤为密切。因冲脉起于下焦,循腹部至胸中。由肾脏阴寒之气上逆或肝经气火冲逆所致,下焦素有寒水,复因汗出过多,汗后心阳不足,肾脏阴寒之水气乘虚上逆,以致气从少腹上冲,直达心下。主要是由于七情内伤,寒水上逆所致。治以温阳祛寒,平冲降逆,桂枝加桂汤主之。

❈ **处方** 桂枝 24g,白芍 12g,生姜 10g,大枣 10g,炙甘草 10g

饮片,日 1 剂,文火浓煎 300ml 早晚分服。7 剂。

❈ **效果** 患者服药后,效果十分明显。腹部窜胀有冷气上冲感和背后发凉均有明显好转,仍有周身乏力。于桂枝加桂汤加黄芪 6g,补三焦,实卫气,遂收全功。

❈ **按语** 奔豚病名最早见于《灵枢·邪气脏腑病形》,后《难经·五十六难》将其列为五积之肾积。其发作时气从少腹上冲咽喉,如豚之奔,故名奔豚。《金匮要略》用桂枝加桂汤治疗肾气奔豚,《奔豚气病脉证治》篇原文记载"发汗后,烧针令其汗,针处被寒,核起而赤者,必发奔豚,气从小腹上至心,灸其核上各一壮,与桂枝加桂汤主之"。加桂枝在于取桂枝强心通阳,开结气,降冲气,用来治疗奔脉病最为合拍。

案 25：张某,女,75 岁,汉族,2020 年 10 月 21 日来诊。

�֍ **主诉**　胃部胀满 6 年余。

✖ **病因**　年轻时过食生冷,暴饮暴食,遂至此病。

✖ **证候**　胃部胀满,嗳气纳差,饮食不化,反酸烧心,流涎清长,多在吃饭及说话时出现。眠差,入睡困难,每晚服用艾司唑仑 1 片助眠,夜眠约 6 小时,服用调胃安神汤 14 付,睡眠改善。自汗,胸闷气短,双膝以下冰凉,大便两日一行,需服用芦荟胶囊帮助排便,大便完谷不化。舌淡红苔薄白,脉沉弦缓。既往体健。

✖ **诊断**　痞满(脾胃虚寒)。患者年轻时过食生冷,暴饮暴食,损伤脾阳,故见纳差,饮食不化;脾胃虚寒,转输不利,饮食停滞,气机不畅,故见胃部胀满,嗳气,胸闷气短;脾胃推动无力,大肠传导失常,故见完谷不化,大便无力;脾在液为涎,脾不摄津,故流涎过多;脾胃运化不足,气血不能通达四肢,故见四末不温,双膝以下冰凉;胃不和则卧不安,故见眠差入睡困难。舌淡红苔薄白,脉沉弦缓为脾胃虚寒之象,以小补脾汤治之。

✖ **处方**　人参 9g,炙甘草 9g,干姜 9g,炒白术 3g
饮片,日 1 剂,水煎两次早晚分服。7 剂。

✖ **效果**　服药 7 剂,胃部胀满减轻,仍有食后胃胀,流涎减少,双下肢冰凉感减轻,舌淡红苔水滑,脉沉缓。复诊加砂仁温中行气 6g,继服 7 剂。

✖ **按语**　本例医案以小补脾汤振奋脾阳,温中祛寒,补气健脾,中阳得补则痞满自除。《素问·宣明五气》载"脾为涎",《素问·至真要大论》曰"诸病水液,澄澈清冷,皆属于寒",《伤寒论》"大病差后,喜唾,久不了了,胸上有寒,当以丸药温之,宜理中丸",参以双膝以下冰凉、大便完谷不化等症,当知为脾虚寒之证无疑。《辅行诀》记载:"小补脾汤主饮食不化,时自吐利,心中苦饥,或心下痞满,无力,身重,足痿,善转筋,脉微者。"脾属土,土虚不能生化万物,脾虚则不能生化气血。小补脾汤以甘味之人参甘草补之,辛味之干姜泻之,苦味之白术燥之。人参甘草甘缓之品,过多则易壅滞,以干姜之辛开温散助气血之畅达,兼制参草之甘缓,脾虚有水湿过盛之弊,故以白术燥湿为佐。

案 26:刘某,男,38 岁,河北涿州人,2010 年 12 月 31 日来诊。

✠ **主诉**　腹泻 1 年余。

✠ **病因**　长期饮酒,致有此证。

✠ **证候**　患者腹泻、阵发性腹痛已有 1 年余,每于子丑交接之时开始发作,腹部疼痛,急如厕,每夜如厕达 5～6 次,泻下稀软便,腹痛自止。病人甚为痛苦,请过数名中医诊治,多按肾虚五更泄泻治疗,未见丝毫改善。患者既往高血压、高脂血症、脂肪肝、浅表性胃炎、肠炎病史,素喜饮酒,发病以来厌食油腻,理化检查示总胆红素略高。

✠ **诊断**　泄泻(肝胆湿热)。虽然这个病人深夜腹泻,表面看似肾虚,但凭脉而论,非肾虚也,脉象弦滑,定为实证,是肝胆湿热之象。病人素喜饮酒,面部潮红,发病以来厌食油腻,理化检查示总胆红素略高,皆是酒客湿热之明证,遂诊为酒积泄泻,予清利肝胆法,茵陈蒿汤加味治之。

✠ **处方**　茵陈 30g,栀子 15g,熟军 10g,牡丹皮 15g,柴胡 10g,白芍 15g,当归 15g,白术 10g,薄荷^后下 6g,川楝子 10g,延胡索 10g,茯苓 15g,泽泻 15g,黄芩 10g,生甘草 10g

饮片,日 1 剂,水煎两次早晚分服。7 剂。

另有医嘱,禁酒。

✠ **效果** 服药 7 剂后,于 2011 年 1 月 7 日复诊,病人甚为高兴,腹痛明显减轻,大便次数减少至每夜 1 ~ 2 次,便质变稠。于前方中加枳壳 6g,理气行滞,再服 7 剂,迁延 1 年余的腹泻霍然而愈。

✠ **按语** 本方之意,以茵陈蒿汤清利肝胆湿热为主,配合金铃子散与加味逍遥散增加疏肝和脾之力,与肝胆湿热,木热乘土之酒积泄泻丝丝入扣,故能随手获效。明代秦景明在《症因脉治·泄泻论》中云:"五更泄泻,多属肾虚,然亦有酒积、寒积、食积、肝火之不同。病机既多,变化用药,尤贵圆通。"可见,五更泻的病因,以肾虚最多,而酒积次之。酒积五更泻的特点,患者必有饮酒嗜好和湿热体征,本案即是如此。然患者的腹泻时间值得深入思考。肾虚五更泻多在寅时,而本案腹泻时间在子时末、丑时初(深夜 1 点),按照中医理论,子时、丑时,肝胆经当令,酒家病在肝胆,故有此发作时间特点。深夜 1 点发病是否为酒积五更泻的特发时点,还有待于更多的病例来证实。《素问·至真要大论》说:"热因寒用,寒因热用,塞因塞用,通因通用,必伏其所主,而先其所因。"本案用清热利湿之法,更有大黄 10g 之多,治疗深夜之腹泻,而效如桴鼓,是《黄帝内经》"通因通用"的生动实例,由此可见中医辨证论治、审证求因,伏其所主的重要意义。

案 27:王某,女性,66 岁,于 2010 年 8 月 7 日来诊。

✠ **主诉** 慢性腹泻 30 余年。

✠ **病因** 素体脾虚,加之饮食不节所致。

✠ **证候** 患者诉大便溏泄,每日 3 ~ 4 次,稍有饮食不慎,或寒凉、或辛辣、或食物坚硬、难以消化,即大便如水泻,每日 6 ~ 7 次,腹泻前没有明显腹痛。肠镜检查达 7 次,未见器质性问题,遍请名医,多方治疗,未见明显疗效。患者症状主要为腹泻、纳呆、小腹微冷、偶有头晕耳鸣,没有其他明显不适,精神体力都较好,舌质淡红,舌苔薄白,脉有滑象。

✳ **诊断** 泄泻(脾虚湿盛)。《黄帝内经》曰"湿胜则濡泄",慢性腹泻,多由脾虚湿盛而成,腹泻、纳呆是典型症状,治以健脾化湿,参苓白术散加减为汤服。

✳ **处方** 党参 15g,云苓 15g,炒白术 30g,白扁豆 15g,莲子肉 30g,怀山药 45g,薏米 15g,生姜 6g,大枣 10g,炙甘草 10g,连翘 15g,金银花 15g,焦三仙各 6g,补骨脂 15g,升麻 3g,鸡内金 6g

饮片,日 1 剂,水煎两次早晚分服。7 剂。

✳ **效果** 患者服药 7 剂,复诊无效。考虑腹泻除脾虚湿胜之外,多有肝气疏泄太过相兼,患者的头晕、耳鸣症状,即是肝气明证,因于上方加柴胡 6g,黄连 9g,再服。

患者再服 7 剂,复诊仍无任何疗效。查病人之前服用之方,疏肝、健脾、化湿、补肾、固摄之药,都已遍尝,无明显见效者。忆及近日所读《冷庐医话》载,七味白术散治小儿久泻脾虚者最灵,患者虽为成人,确属久泻,仍或可一试。书方如下:党参 10g,云苓 10g,炒白术 10g,炙甘草 6g,木香 6g,藿香 6g,葛根 6g,炮姜 5g,水煎两次早晚分服。

7 日后,患者来诊,大喜,大便已经基本成形,次数减少。原方加陈皮 6g,白扁豆 6g,再服 7 剂后,大便成形,每日早晨 1 次,饮食香甜,小腹温暖,30 年腹泻霍然而愈。之后,患者继续在门诊治疗头晕、耳鸣,随访大便一直很好,服凉药时略有不成形,但已无大碍,不影响日常生活。

✳ **按语** 七味白术散,原名白术散,北宋钱乙所创,载于《小儿药证直诀》,由人参 2 钱 5 分,白茯苓 5 钱,白术 5 钱(炒),藿香叶 5 钱,木香 2 钱,甘草 1 钱,葛根 5 钱组成,用法为研粉,每服 3 钱,水煎服。明代万全称"白术散乃治泄作渴之神方",《育婴秘诀》说用此方:"不问泄痢,但久不止者，并服之。”作者不揣浅陋，妄评曰“此方善治久泻，不问老幼，切记不可妄作加减。”

七味白术散用人参、白术、甘草甘温补胃和里；木香、藿香辛温芳香醒脾；白茯苓甘平，分阴阳，利水湿；葛根甘平，升清止泻，兼能止渴。七味药配伍严谨，能生发脾阳，化湿止泻，正和“脾阳不伤不泻”“清气在下则生飧泻”之旨，加减变化时应当非常慎重，如果妄加过多的补肾、固摄、疏肝、解毒、养血、滋阴之品，使全方失去轻灵生发之性，便成无效沉滞之方。钱乙原方设有加减法，即热甚发渴，去木香；渴者，葛根加至1两。另外，陆以湉认为如果不渴，可以减葛根用量，腹中畏寒可加少量煨姜。

此方之用量也与疗效关系甚大，总的原则是不可以用过大剂量，小量应用才符合轻灵生发之意。用散剂时尤其应当小量，如果对证，儿童每日约9g，成人每日用量约18g即可见到显著疗效。

案28：张某，男性，31岁，河北涿州人，2010年12月31日来诊。

主诉 下腹疼痛1年余。

病因 饮食不慎所致。

证候 1年前，患者因饮食不慎出现腹痛、腹泻、便血，于当地医院诊为“溃疡性（糜烂性）直肠炎”，经治疗后逐渐好转，便血消失，腹泻停止，但遗留有左下腹疼痛，少腹发胀，虽经多方治疗，未获进一步疗效，近期又有加重迹象。患者除腹痛、腹胀症状，没有其他明显不适，大便可，小便调，睡眠略差，舌淡苔白，脉沉。

诊断 腹痛（血热）。此为热毒深入血分，下迫大肠之证，予仲景白头翁汤加减。

处方 白头翁30g，黄连15g，黄柏10g，地榆炭20g，赤芍15g，槐花

15g,白及 15g,金银花 15g,连翘 15g,蒲公英 15g,紫花地丁 15g,生甘草 10g,苦参 30g,焦三仙各 6g

饮片,日 1 剂,水煎两次饭后分服。7 剂。

✳ **效果** 7 天后,患者欣喜复诊,诉腹胀消失,腹痛明显减轻,睡眠也好转,之前曾服用几个月汤药,从未见到如此疗效。继用原方,加秦皮 10g,增强清热燥湿解毒之力,再服一周。三诊患者只有轻微腹痛,偶尔发作,加木香 3g,行气止痛,继服一周。并处方参苓白术丸 2 盒,用于善后调理,遂收全功。

✳ **按语** 此案病虽简单,但遣方用药,却颇费思索。查患者舌淡苔白,脉沉,当属脾虚之象,脾虚亦可见腹痛、腹胀症状。但究其病史,此证由"溃疡性(糜烂性)直肠炎"迁延不愈所致,其腹痛、腹胀症状应理解为热毒深入血分,下迫大肠,留恋不去,与一般的脾虚肠胃运化失司有天壤之别。遂舍舌脉,从病史,治以白头翁汤加减,而获桴鼓之效。由此可见病史之重要意义。

临床上,对病位的把握和理解是非常重要的,在某些情况下,可以在很大程度上,直接影响疗效之好坏。大凡有明确病位针对性的中药,如果应用得当,都有出人意料之疗效,如治疗项强之葛根剂,治疗头痛之川芎剂,治疗腹痛之白芍剂等。

此案之病位,可分横纵坐标,纵坐标之位在肠,横坐标之位在血,两坐标之交点,即湿热毒邪所在之位。与此病位相应之方药,非白头翁汤莫属。

上方即白头翁汤加地榆炭、赤芍、槐花、白及,以增凉血之力,加金银花、连翘、蒲公英、地丁、生甘草、苦参,以助解毒之功,用焦三仙消化饮食,以免糟粕损肠。此中加减变化之法,实为多年临证之经验,望有心者细查。

肠病日久,必耗脾胃正气;又苦寒之药,亦有损脾胃,此舌淡苔白,脉沉之由来,血中热毒即清,方可用参苓白术善后,此为治病先后之法。《黄帝内经》说:"正气存内,邪不可干",溃疡性直肠炎易于反复发作,用参苓白术善后,亦有防微杜渐之意。

案 29：高某,男,53 岁,辽宁人,于 2014 年 12 月 9 日前来就诊。

�֎ **主诉**　左胸前区疼痛 3 年。

✖ **病因**　因大怒伤肝、过劳伤脾所致。

✖ **证候**　左胸前区憋闷疼痛,自行按压后经 60 ～ 120 秒可缓解,胃中胀满疼痛,口中黏腻多痰涎,时常满口吐出,大便不畅,口唇紫黯,舌黯苔白腻,脉弦。

✖ **诊断**　胃痛(痰湿内阻)。痰之为患,最善阻滞气机。痰阻上焦则胸闷胸痛,痰阻中焦则胃中胀满疼痛。患者正值壮年,痰气交阻,有化热之象。急则治其标,先予清泻肝火,祛湿除痰之法,以解上焦之困,龙胆泻肝汤合小陷胸汤加减。

✖ **处方**　龙胆 9g,炒栀子 15g,黄芩 15g,柴胡 12g,当归 15g,生地 15g,枳实 6g,酒大黄 6g,云苓 15g,车前草 15g,泽泻 15g,生白术 24g,炒白术 24g,干姜 9g,全瓜蒌 15g,黄连 15g,清半夏 15g,生姜 15g

水煎服,日 1 剂,分两服。7 剂。

另有医嘱,配合开胸顺气丸服用 1 粒 / 次,日 2 次;血府逐瘀口服液 2 支 / 次,日 3 次。

✖ **效果**　患者服上方 7 剂,于 2014 年 12 月 16 日复诊,诉胸闷胸痛消失,腹中胀满疼痛如前,左眼发干,口干,咽中黏痰,纳眠可,二便调,舌黯苔白腻,脉弦。上焦已畅,中焦仍为痰湿所困,调方予蒿芩清胆汤合平胃散加减。

✠ **二诊处方** 青蒿 12g,黄芩 12g,胆南星 9g,竹茹 9g,陈皮 9g,云苓 12g,清半夏 12g,生姜 12g,大枣 12g,炙甘草 6g,防风 12g,藿香 9g,炒栀子 9g,苍术 12g,厚朴 9g,枳壳 9g。煎服法同前。14 剂。

✠ **效果** 患者胃痛已无,口中黏腻感明显,痰涎满口,甚者呼吸欠畅,时常以手抠之,出黏痰满手,呼吸略畅,每于饭后,痰涎上涌加重,口干,无口苦,纳眠可,二便调,舌黯苔白腻,脉弦。湿痰之源在脾,标热已去,治本当从温化,半夏厚朴汤合吴茱萸汤加减。

✠ **三诊处方** 清半夏 18g,厚朴 9g,云苓 12g,桔梗 9g,炙甘草 9g,吴茱萸 12g,生姜 18g,大枣 12g,党参 12g。

煎服法同前。14 剂。

✠ **效果** 患者服上方后,口中黏腻感明显好转,困扰多时的痰涎基本消失,呼吸清利,精神状态佳,对该汤药功效赞叹不已。

✠ **按语** 或问:痰阻上焦,用龙胆泻肝汤中下焦之药,何以服之有效？答曰:龙胆泻肝汤非但能化中下焦之湿热,更能开通胸中痰湿阻滞。盖因少阳之经,络于胸中,观小柴胡汤之效"上焦得通,津液得下,胃气因和,身濈然汗出而解",可明其义。

案 30：林某,女,49 岁,2010 年 10 月 8 日初诊。

✠ **主诉** 周身乏力多年不愈。

✠ **病因** 肺热日久,耗伤津液所致。

✠ **证候** 患者 2009 年 7 月因无明显诱因出现头痛,为持续性,睡醒后疼痛明显,就诊于当地医院,行相关入院检查后未查明具体原因,考虑脑部缺氧。数月后就诊于北京某医院,入院检查为肺不张,呼吸功能障碍,查肌电图提示肌源性损害。肌肉活检及血清酶测定提示为进行性肌营养不良。予对症支持治疗，病情未得到有效控制，体力下降，肢体无力，呼吸困难，睡眠需无创呼吸机辅助呼吸。本病西医目前无特殊效果，遂求诊于中医治疗。2010 年 10 月 8 日初诊，患者周身乏力，气短，头痛、腰痛，眼睑及下肢浮肿，口干口苦，心烦失眠多梦，大便黏腻不爽，舌质红，苔黄，脉沉弱。

诊断 痿证(肺热叶焦)。《素问·生气通天论》云："湿热不攘，大筋软短，小筋弛长。"并提出"治痿独取阳明"的治则，患者有湿热之象，给予四妙散为主加减出入，用药近一个月无任何效用。2010 年 10 月 14 日血清酶测定结果为：磷酸肌酸激酶 3 954U/L；乳酸脱氢酶 324U/L；α- 羟丁酸脱氢酶 285U/L；磷酸激酶同工酶 MB117U/L。患者自得病以来，遍访中西名医，清热祛湿，健脾养胃之法反复应用，病情却逐渐加重。因病情较重，治疗无从着手，开始与患者聊天，详细询问病史和起居生活习惯，这是我临床遇到难题的重要解决方法之一。患者讲到，自己从年轻的时候就爱咳嗽，而且发作时咳嗽的比较厉害，这次得了这个病，肺就更不舒服了，不但咳嗽，而且呼吸困难，胸闷，要依靠呼吸机才能睡眠。听到这里，恍然悟到，《黄帝内经》有"肺热叶焦"致萎的说法，患者岂不正对此证。患者肺热焦于上，湿热流于下，遂成上枯下湿之候，以致病势缠绵难愈。遂拟清燥救肺汤及四妙散加减。

处方 红参(单煎)9g，炙甘草 12g，枇杷叶 6g，生石膏 45g，阿胶(烊化)15g，杏仁 15g，麦门冬 15g，火麻仁 15g，桑叶 15g，玄参 30g，金银花 30g，当归 30g，薏苡仁 30g，苍术 15g，黄柏 10g

饮片，日 1 剂，水煎两次饭后分服。14 剂。

效果 患者服药后，体力明显增加，呼吸较前顺畅。因用该方为主导，出入加减，治疗 2 月余，患者自觉手力、体力增加，症状得到明显控制。2011年1月25日查血清酶：磷酸肌酸激酶3 038U/L；乳酸脱氢酶261U/L；

α-羟丁酸脱氢酶246U/L;磷酸激酶同工酶MB78U/L。

继服上药加减,病情日渐好转,至2011年3月,血清酶测定为磷酸肌酸激酶2547U/L;乳酸脱氢酶318U/L;α-羟丁酸脱氢酶209U/L。患者和家属甚为惊讶,谓之前病情持续恶化,现在服用中药后不但症状得到很大程度的控制,而且血清酶检测较初诊时亦有明显下降。遂守方治疗,现偶有胸闷,咳嗽咳痰,量少,体力大增,已经停用西药治疗,完全口服中药控制病情。

✠ **按语** 《素问·痿论》曰:"肺主身之皮毛……脾主身之肌肉……故肺热叶焦,则皮毛虚弱急薄,著则生痿躄也。……脾气热,则胃干而渴,肌肉不仁,发为肉痿。"历代多遵从"治痿独取阳明"之说,多为参苓白术散、补中益气汤、二妙丸之法。却不知痿证分为皮、脉、筋、肉、骨。肺者,脏之长也。水谷精微由脾胃化生之后,要想布散到全身而发挥其营养作用,需要从脾把津液上输到肺,再由肺的宣发作用,才能到达全身各处。即"饮入于胃,游溢精气,上输于脾,脾气散精,上归于肺"。肺热叶焦,肺不能布散津液,故生痿躄。脾被湿困,津液精微生成障碍,肺热叶焦,散精不能,故为本病之本。可见临床不能囿于思维定式,全面考虑人的整体,从整体观念出发,才能取得满意疗效。

案31:刘某,女性,77岁,于2012年7月27日首诊。

✠ **主诉** 因双下肢、头面部水肿1年余就诊。

✠ **病因** 年老脾肾两虚。

✠ **证候** 主要症状为双下肢凹陷水肿,随之发展双脚水肿,头面部、眼睑水肿,双腿异常沉重,严重时不可行走,食欲较差,无其他明显不适,眠佳,二便调。曾经在中医诊所口服中药汤剂治疗,治疗效果不明显,服药后暂时有效,后很快复发,具体用药不详。患者既往高血压病史,心、肾和下肢静脉检查未见异常。舌质黯红,舌苔黄腻,脉沉细。西医诊断为老年特发性水肿。

✳ **诊断** 水肿(脾肾两虚)。水肿,多与肺、脾、肾三脏有关。其中,肾主水,主全身的水液代谢,调节体内水液代谢平衡,是老年特发性水肿发病的关键所在。患者年近八十,肾中阳气已衰,肾主水主要是通过肾阳对水液的气化和温煦作用来实现。肾阳虚衰则气化和温煦作用减弱,导致水液代谢失常,过多的水液停留在体内,从而出现水肿。患者双腿沉重,脉象沉细是肾阳虚衰的明证,食欲差者,脾为湿困也,舌苔黄腻者,湿郁化热也。治以温肾化气、利水消肿,济生肾气丸为基础方加味。

✳ **处方** 附子^(先煎)9g,肉桂 9g,知母 15g,盐黄柏 10g,怀牛膝 18g,车前子^(包煎) 18g,熟地 30g,山药 15g,山茱萸 15g,茯苓 30g,泽泻 30g,牡丹皮 15g,猪苓 15g,黄芪 18g,生白术 30g

饮片,日 1 剂,文火浓煎 300ml 早晚分服。7 剂。

✳ **效果** 患者服药后,效果十分明显。双脚水肿消失,双下肢、头面部和眼睑水肿都有明显消退。于前方加炒白术 30g,健脾益气,燥湿利水,遂收全功。

✳ **按语** 济生肾气丸,原名加味肾气丸,出自宋代的《济生方》,《医宗金鉴·删补名医方论》,谓"治肾虚脾弱,腰重脚肿,小便不利,腹胀喘急,痰盛,已成鼓证,其效如神。"方用附子、肉桂,取其温肾助阳之功;山药、熟地、山茱萸滋补肝肾填精益髓,阴中求阳;车前子、怀牛膝、茯苓、泽泻、猪苓利水渗湿以消水肿;知母、盐黄柏、丹皮清水郁所生之热;吴鞠通有"善治水者,不治水而治气"之说,故加黄芪、白术健脾益气,以助脾胃气化功能,土强自能克水也。纵观全方,共起温补脾肾、化气利水作用,故能效如桴鼓。

　　方中药物剂量配比非常重要。肾为至阴之脏,若助其气化,需于阴中求阳。故熟地、山药、山茱萸等滋补肝肾填精益髓之药用量宜大,而附子、肉桂等温阳化气之药用量宜小,这是本方起效的关键。车前子、怀牛膝、茯苓、泽泻、猪苓等利水渗湿药可根据病情,适当增减剂量。关键是加入黄芪、白术,以助脾胃气化功能,脾肾双治,疗效会显著增加,黄芪的剂量一般应在 30g 以上,利水作用明显,本方仅用 18g 者,患者有高血压病史,恐有妨碍也。清代陆定圃《冷庐医话》中记载:王某患肿胀病,自顶至踵,大便常闭,气喘声嘶,二便不通,生命垂危,求医于海宁许珊林。许氏用生黄芪 120g、糯米 30g,煮粥一大碗,令病家用小匙频频送服。药后喘平便通,继而全身肿消而愈。可见黄芪治疗水肿之功效宏伟。

此方由济生肾气丸化裁而来,名为化气消肿汤。自拟得此方以来,治愈特发性水肿无数,疗效显著、起效较快,而且不易复发。此方不但适合老年人,同样适合女性和年轻人的特发性水肿。

案 32:李某,男,65 岁,汉族,河北涿州人氏,2011 年 1 月 28 日来诊。

✠ **主诉** 遗尿半年。

✠ **病因** 年老肾虚,不能固摄所致。

✠ **证候** 近半年来时发小便失禁,大便苦难,但不干,日 1 次,面色淡白、神疲乏力、步履困难,言语謇塞,饮水呛咳,反应迟钝,记忆力减退,舌淡苔白,脉象弦缓。患者有高血压病史 11 年,脑梗死病史 6 年。

✠ **诊断** 遗尿(肾虚不固)。老年小便失禁,下元虚衰,不能固摄也,言语謇塞,饮水呛咳,痰浊上犯,堵塞清窍也。诊为肾虚于下,痰泛于上之证,以地黄饮子为主立法。

✠ **处方** 生地 30g,熟地 30g,山茱萸 15g,石斛 15g,麦冬 15g,五味子 15g,西洋参[单煎]9g,石菖蒲 10g,远志 15g,肉苁蓉 30g,肉桂 6g,巴戟天

12g,丹参 15g,三七粉^{冲服}3g

饮片,日 1 剂,水煎服,早晚两次饭后温服。14 剂。

✳ **效果** 服药 14 剂后,2011 年 2 月 11 日,病人复诊时,家属甚为高兴,尿失禁明显减少,精气神增加,反应迟钝减轻,大便仍黏滞不爽,双下肢微肿。于前方中加益智仁 15g,增加补肾收藏之力,再服 7 剂。2011 年 2 月 18 日复诊,小便失禁基本消失,本周没有发生尿失禁,体力增加,下肢水肿稍减,大便略不成形,反应加快,记忆力增强,家属说很多邻居看到后,都说大有好转,像变了一个人似的。于前方中加泽泻 15g,利水消肿且实大便也,遂收全功。后患者小便失禁症状偶有反复,多次来门诊治疗,每次仍用地黄饮子为主,皆能随手而愈。

✳ **按语** 地黄饮子出自《黄帝素问宣明论方》,本方主治暗痱证。"暗"指舌强不能言;"痱"指足废不能用。其证由下元虚衰,虚火上炎,痰浊上泛,堵塞窍道所致。

该患者虽然没有足废不能用之"痱证",但小便失禁、步履艰难,从其类也;患者语言艰涩,"暗证"也,刘河间所立地黄饮子,正为此而设,因此用之效如桴鼓。方中加入西洋参者,又是本人的临床经验,参能大补元气,与地黄饮子同用,金水相生,效力倍增。虚弱甚而无虚阳上越者,适合用参,脉象浮数无力者,宜加用生龙牡,以潜镇浮越之虚阳。

王子接认为本方:"勿在药无过煎,取其轻清之气,易为升降,迅达经络,流走四肢百骸,以交阴阳"。陈修园也认为该方:"又微煎数沸,不令诸药尽出重浊之味,俾轻清走于阳分以散风,重浊走于阴分以降逆"。认为这是之所以称为"饮子"的原因。《黄帝素问宣明论方》中原方煎煮方法为共为末,每服三钱,用水一盏,与姜 5 片,枣 1 枚,薄荷 5、7 叶,同煎至八分。此为煮散用法,是该方之所以称为"饮子"的真正原因。但临床如此少量药物,能否取得治疗瘖痱的疗效,有待于进一步的临床验证。

案 33：张某,男,62 岁,2011 年 2 月 11 日来诊。

✠ **主诉** 突发左侧耳聋半月余。

✠ **病因** 素体肝阳偏亢,加之受风气闭,致有耳聋之证。

✠ **证候** 患者于 2011 年 1 月 26 日晨起后流清涕,打哈欠后突发左侧耳聋,耳部有憋塞感,并有心烦。就诊于当地医院,诊为突发性耳聋,给予输液治疗,具体用药不详,效果不明显,求诊于中医。刻下症见左侧耳聋,有憋塞感,听音遥远,有嗡鸣声(铜声感),左侧面部麻木感,视物模糊,心烦意乱。舌质红,苔黄,脉沉弦。

✠ **诊断** 耳聋(肝阳化风)。为肝阳上亢、风痰瘀血痹阻脉络以致清窍蒙蔽。予活血祛风化痰,平肝潜阳复聪之法。

✠ **处方** 天麻 15g,钩藤^{后下}10g,全蝎 6g,蜈蚣 1 条,白附子 10g,白僵蚕 10g,当归 15g,川芎 15g,赤芍 10g,三七面^{冲服}3g,生甘草 10g

饮片,日 1 剂,水煎两次饭后分服。7 剂。

✠ **效果** 2011 年 2 月 18 日复诊诉耳聋好转,听力恢复约 45%,憋塞感减轻,偶有耳鸣,头面部麻木感好转,视物略有模糊感。于上方中加丹参 15g,菊花 10g 以增加通络开窍之力,遂收全功。

✠ **按语** 突发性耳聋是一种突然发生的原因不明的感觉神经性耳聋,又称暴聋。病因不明,多为病毒感染、血管疾病、内淋巴水肿、迷路膜破裂等因素。此病来势凶猛,听力损失可在瞬间、几小时或几天内发生,也有晨起时突感耳聋。慢者耳聋可逐渐加重,数日后才停止进展。其程度自轻度到全聋。可为暂时性,也可为永久性。多为单侧,偶有双侧同时或先后发生。其发病急,进展快,治疗效果直接与就诊时间有关,就诊时间以一周内为宜,10 日后就诊治疗效果不佳。

　　中医对本病的认识,多以肝肾不足,肝阳上亢立论,文献中多有医案可参,但临床应用,时或有效,时或无效。尤其是对就诊时间比较晚,错过了最佳治疗时机的患者,疗效不佳。

经多年临床实践,反复观察,发现,突发性耳聋的起病方式和面瘫有很多相似之处,都是急性起病,都发生在头面部,都会影响神经等,而且有的患者耳聋耳鸣的同时,就伴有面部麻木不适的症状。因此推断认为,该病的病机多为肝阳上亢,风痰瘀血痹阻脉络以致清窍蒙蔽,自拟通络开窍汤,临床疗效有显著提高。

本例患者先求助于西医治疗,效果不佳后转至中医治疗,本已延误最佳就诊时机,但经通络开窍汤治疗,疗效显著,而且起效时间较快可谓是效如桴鼓。

方中天麻、钩藤平肝潜阳息风,当归、川芎、赤芍、三七为四物汤加减活血化瘀通络,全蝎、蜈蚣、白附子、白僵蚕,为牵正散加减,甘草调和诸药。《成方便读》曰:全蝎色青善走者,独入肝经,风气通于肝,为搜风之主药;白附之辛散,能治头面之风;僵蚕之清虚,能解络中之风。牵正散祛风通络,化痰开窍,佐助四物汤活血,使络脉畅通,清窍复聪。纵观本方,以肝阳上亢,风痰瘀血痹阻脉络以致清窍蒙蔽立论,如果辨证应用准确,临床疗效显著。

案 34:李某,女性,50 岁。于 2012 年 6 月 21 日初诊。

✠ **主诉**　潮热自汗,经久不愈。

✠ **病因**　天癸竭,肾阴亏虚,加之肝郁日久化热所致。

✠ **证候**　诉自绝经后,出现手足心汗出较多,难以忍受,以致心情烦闷,自觉全身发热,但体温正常,且神疲乏力,怕风,恶寒。近日常觉气短,喜长吁气。饮食和二便尚调。舌质黯红,舌苔薄白,脉沉。

✠ **诊断** 自汗(肾阴亏虚,肝郁化热)。《素问·上古天真论》云:"女子……七七任脉虚,太冲脉衰少,天癸竭,地道不通,故形坏而无子也。"患者正处于女子特殊生理时期,属于西医学"更年期综合征"的范畴,女子以肝为先天,肝藏血,体阴而用阳,患者以汗出、自觉全身发热为主要症状,治当养血疏肝清热为主,补肾益气固表为辅,治以丹栀逍遥散合当归六黄汤加减。

✠ **处方** 丹皮 15g,炒栀子 15g,柴胡 10g,当归 15g,白芍 15g,生姜 10g,大枣 10g,炙甘草 10g,薄荷^{后下}6g,女贞子 15g,旱莲草 15g,生地 30g,炙黄芪 15g,西洋参^{单煎}9g,黄芩 15g,黄连 10g,黄柏 10g

饮片,日 1 剂,水煎两次早晚分服。7 剂。

　　疗效:1 周后,患者复诊,就诊时情绪欢欣不已,诉服药后症状已显著缓解,汗大减,体力增加,纳可,睡眠尚可,二便调。舌质淡红,舌苔薄白,脉沉。继前方去西洋参,加浮小麦 30g。7 剂,水煎服,日 1 剂,早晚分服。服用 7 剂后,再次来诊,诉诸症消失,未觉周身不适,遂未开方,嘱其日常生活调畅情志。

✠ **按语** 丹栀逍遥散亦称加味逍遥散,在逍遥散的基础上,加用牡丹皮、炒山栀。逍遥散主治由情志不畅引起的木壅土郁之证。肝为藏血之脏,体阴而用阳,喜条达而恶抑郁。方中以当归、白芍养血以涵其肝;大枣、甘草补土以培其本;柴胡、薄荷、生姜辛散气升,以顺肝之性使之肝气条达;栀子入营分,泻火除烦,兼利三焦,丹皮入肝胆血分,泻血中伏火,二药加强了解郁散火的作用。同时合用当归六黄汤,去熟地之滋腻,生地、黄芪、黄芩、黄连、黄柏,其中生地可入肝肾以养血凉血柔肝,黄芩、黄连、黄柏三黄合用可泻火除烦,坚阴止汗,黄芪可益气止汗固表。诸药合用共治阴虚火扰之汗出。两方合用,共奏疏肝解郁清热,滋阴泻火止汗之功。

　　我的临床经验,更年期综合征患者烦闷症状明显者,宜加味逍遥丸;潮热汗出明显者,宜当归六黄汤;两者并见者,宜两方合用,此为正治之法,临床疗效显著。关键当归六黄汤中之熟地,过于滋腻,不利气机宣畅,宜用二至丸(女贞子、旱莲草)代之。该患者同时伴有神疲乏力、短气懒言等元气不足症状,加用西洋参大补元气,气足则神旺,神旺则虚烦自除,《本经》谓人参能"安精神、定魂魄……开心益智……",又是此案效如桴鼓的关键之一。

案 35:张某,女,65 岁,于 2012 年 8 月 31 日首次来诊。

✳ **主诉** 双腿不适 10 年。

✳ **病因** 因家事烦劳日久而至此证。

✳ **证候** 患者 10 余年前开始出现双手、双腿蚁行感,似电流样不适,每劳累或休息不足时症状越发明显,无其他神经系统症状和体征,多年来间断治疗,曾服西药(卡马西平、地西泮等,具体不详)及中药,效果均不理想。于 3 月前上述症状加重,双腿不适感难以忍受,甚至不能入睡,即便入睡,每因腿部不适而醒来,常常彻夜不眠,揉搓双腿或步行活动时,可稍缓解。患者于 2012-8-31 首次来诊,证见双下肢蚁行感不适,入睡困难,夜间腿部不适难忍,每晚必起床数十次,甚至彻夜不能眠,心烦焦虑,阴天时胸闷、气短,善太息,舌红苔白腻,脉弦细,诊断为不宁腿综合征。

✳ **诊断** 痉病(痰热内扰)。治以清热化痰、养心安神,方用黄连温胆汤加减。

✳ **处方** 黄连 15g,胆南星 15g,竹茹 10g,枳实 10g,陈皮 10g,茯苓 15g,清半夏 15g,生姜 10g,大枣 10g,炙甘草 10g

饮片,日 1 剂,水煎两次早晚分服。7 剂。

✳ **效果** 患者服上方 7 天后复诊,欣喜异常,万分感谢,既往久治未愈,然近日服药数剂,竟病去大半,夜间眠可,希望继服一周巩固疗效。患者卧床腿部不适症状明显减轻,夜间腿部有蚁行感不适时,偶会醒来,偶有心慌胸闷。效不更方,上方基础上加天麻18g,以化痰息风。

✳ **按语** 此患者双腿不适之症状长达十余年,严重影响生活质量,睡眠质量大打折扣,以致患者出现失眠、抑郁、焦虑等现象,曾多处诊治,甚至服用过地西泮、抗癫痫药物卡马西平、中药等,皆无效,此次来诊,仅服用7剂中药,症状便明显缓解,可谓效如桴鼓。

不安腿综合征,又称不宁腿综合征,是一种感觉运动障碍疾病,其主要临床表现为夜间睡眠时,双下肢出现极度的不适感,迫使患者不停地移动下肢或下地行走,导致患者严重的睡眠障碍。诊断不安腿综合征,患者需要符合"URGE"的情况,即"urge to move the legs usually with dysesthesias 下肢不适并产生运动的欲望""rest induced 休息或睡眠时产生""gets better with activity 活动后得到改善""evening or night worsening 晚上加重"。另外,建议制动试验(suggested immobilization test, SIT)有助于诊断该病,即让患者静坐(尤其是晚上)1小时,如果发现出现下肢感觉异常或异常运动则支持诊断。

本病最早由英国 Wills(1685)提出,其后 Ekbom(1945)做过系统总结,第一次全面予以描述,故又称 Ekbom 综合征。其发病率远远高于其他神经系统疾病,国外的流行病学资料表明其患病率为总人口的4%~29%,我国的患病率估计在0.7%~7%左右。该病可见于各种年龄包括学龄前儿童,但是更多见于中老年人,女性多于男性。不安腿综合征虽然是一种临床常见病,但是长期以来不为患者和医生认识及重视。据统计,仅32%~81%的患者会寻求就诊,其中仅有6%的患者能得到正确诊断。

以笔者的临床经验,黄连温胆汤可作为该病的专病专方之一。该方出自宋朝陈无择《三因方》,由唐代孙思邈《备急千金要方》中温胆汤发展而来,具有行气、化痰、清热之功效。气郁生痰化热内扰是本方所主病机之关键,临床上,凡因情志引发气郁生痰化热之疾病,皆可主治,包括失眠、抑郁、焦虑、头痛、癫痫、多动症、不宁腿综合征等。临床应用过程中,黄连、半夏、胆南星剂量应适当增加。加减变化,偏寒者,加大生姜、陈皮用量;偏热者,加大黄连用量。

案36:患者邰某,女,61岁,于2011年5月19日就诊。

✠ **主诉** 关节疼痛多年。

✠ **病因** 贪凉受风,而得此证。

✠ **证候** 20年前,受风寒,出现双上下肢关节酸胀痛,屈伸不利,呈进行性加重,伴手腕、脚腕穿透性疼痛,疼痛呈持续性,时轻时重,疼痛剧烈时关节膨胀,双侧对称,热敷无缓解,长年贴风湿膏可止痛。双膝以下冰冷,颈部以上怕热,颈部以下怕冷,夏天穿棉袄及棉裤。舌黯苔白,脉弦。既往脑腔隙性梗死病史2年。

✠ **诊断** 痹证(寒湿痹阻),方予四神煎加减。

✠ **处方** 生黄芪60g,怀牛膝30g,远志15g,石斛15g,金银花15g,炒白术15g,桑寄生30g,杜仲30g,当归15g,丹参15g,三七粉冲服3g,土鳖虫9g,知母15g,黄柏10g,肉桂3g,炮附子9g,熟地30g,怀山药15g,山萸肉15g,威灵仙15g,肉苁蓉15g

饮片,日1剂,水煎两次早晚分服。14剂。

✠ **效果** 患者服14剂后,症状消失,收效甚好。

✠ **按语** 此方为四神煎加减。四神煎出自《验方新编》,原著者为清代鲍相璈,由生黄芪半斤,远志肉、牛膝各三两,石斛四两,金银花一两组成。主治鹤膝风。两膝疼痛,膝肿粗大,大腿细,形似鹤膝,步履维艰,日久则破溃之证。此方用法也有特殊要求,生黄芪、远志肉、牛膝、石斛用水十碗煎二碗,再入金银花一两,煎一碗,一气服之。服后觉两腿如火之热,即盖暖睡,汗出如雨,待汗散后,缓缓去被,忌风。此方擅长治疗寒湿痹阻经脉,兼有关节肿胀者,堪称妙方,屡试屡效。岳美中先生亦盛赞之。

案 37：赵某,中年男性,河南人,于 2014 年 11 月 11 日来诊。

✠ **主诉**　周身疼痛,痛无定处伴双腿沉重 9 年余。

✠ **病因**　暑天反复冲凉饮冷而成此证。

✠ **证候**　2014 年 10 月 17 日初诊。患者述 2005 年夏天,在工地做厨师,因天气炎热,经常冲凉,饮冷,出现周身疼痛,反复发作,部位不固定,发作时周身筋脉刺痛,如入冰窖,腿重如千斤,偶有头晕,休息时五心烦热,心中急躁,舌苔白厚腻,脉沉。患者四处求医,花费巨大,未见疗效,拖延至今。

✠ **诊断**　痹证(风寒夹湿)。风寒湿侵入肝络而成此候,此为往来之病,发作有时,予柴胡达原饮加减。

✠ **处方**　柴胡 12g,草果 12g,厚朴 9g,陈皮 9g,茯苓 9g,白芥子 12g,清半夏 12g,吴茱萸 12g,生姜 12g,大枣 9g,炙甘草 6g,党参 9g,苍术 9g 饮片,日 1 剂,水煎两次早晚分服。7 剂。

✠ **效果**　2014 年 11 月 25 日二诊,患者服上方身重感大减,五心烦热大减,头晕,周身痛,纳可,眠差,大便可,小便黄。诊断同前,处：继上方加紫灵芝 6g,黄柏 6g,煎服法同前,14 剂。

2014 年 12 月 9 日三诊患者服上方身重大减,疼痛次数明显减少,足心热,有痰难咯,头晕缓解,纳可,眠仍早醒,大便可,小便时黄,尿频。诊断同前,处：继上方去紫灵芝、黄柏加黄芩 12g,滑石^{先煎}15g,杏仁 12g,苡米 12g,白蔻仁 9g。煎服法同前,14 剂。

2015 年 3 月 24 日五诊患者喜出望外,周身疼痛消失,9 年顽疾,豁然而愈。携亲属朋友前来诊病。

✳ **按语** 柴胡达原饮载于《重订通俗伤寒论》，原方为：柴胡 4.5g，生枳壳 4.5g，川朴 4.5g，青皮 4.5g，炙草 2.1g，黄芩 4.5g，苦桔梗 3g，草果 1.8g，槟榔 6g，荷叶梗 16cm。主痰疟、湿重于热，阻滞膜原。痰湿阻于膜原，常见胸膈痞满，心烦懊憹，头眩口腻，咳痰不爽，间日疟发，舌苔粗如积粉，扪之糙涩者。临床所见，凡湿气内阻，一般化湿药不效者，多为湿阻膜原之证，用达原饮有效。该患者兼有周身筋脉刺痛，发作有时，如入冰窖，是兼有风寒侵入肝络，遂减行气之药，加入柴胡、白芥子、吴茱萸以祛肝络之邪，并改青皮为陈皮，合四君子汤增健脾利湿之效。薛生白在《湿热病篇》自注中讲："膜原者，外通肌肉，内近胃腑，即三焦之门户，实一身之半表半里也"。既为半表半里，必与肝胆之经络相通，常可见筋脉疼痛之证。如《素问·举痛论》篇中云，"寒气客于肠胃之间，膜原之下，血不得散，小络急引故痛，按之则血气散，故按之痛止。"《灵枢·百病始生》记载："是故虚邪之中人也，始于皮肤，皮肤缓则腠理开，开则邪从毛发入，入则抵深，深则毛发立，毛发立则淅然，故皮肤痛。……留而不去，传舍于肠胃之外，募原之间，留着于脉，稽留而不去，息而成积。或着孙脉，或着络脉，或着经脉，或着输脉，或着于伏冲之脉，或着于膂筋，或着于肠胃之募原，上连于缓筋（丹波元简曰：缓筋即宗筋也），邪气淫泆，不可胜论。"医理如此，方药得当，故有桴鼓之效。

案 38：杜某，男，33 岁，汉族，公务员，东北人，2021 年 1 月 9 日来诊。

✳ **主诉** 腰痛伴左下肢放射痛 2 年余。

✳ **病因** 不慎扭伤，致有此证。

✳ **证候** 患者腰痛伴左下肢放射痛 2 年余，腰部钝痛，活动后加重，起初不能走路，间歇性跛行，后经针灸、推拿等中医外治法保守治疗后有所缓解,但仍反复。近日腰椎旁间歇刺痛,昼轻夜甚,左下肢放射痛以左臀部及左侧环跳穴处痛甚,沿足太阳经循行,活动及久坐后加重,间歇性跛行,左腿胫骨前肌疼痛,足大趾麻木,偶有呼吸不畅憋气感。平素怕冷,纳可,食欲好,善饥,眠差,常于寅时自醒,二便调。舌黯红,苔薄白略黄,脉弦。腰椎 MRI 示 L_4、L_5 椎间盘突出,伴脊柱侧弯。

✠ **诊断** 痹证(脾阳虚弱,寒凝血瘀)。脾在体合肉,主四肢,脾阳虚则肌肉无力固束筋骨,至筋骨失其本位,阻滞经络,久则成瘀,不通则痛,故有舌黯红之象;来诊时是三九隆冬时节,衣着宽松,其人本有脾虚,气失固摄,复受寒凉,寒凝血瘀,寒主收引,故见脉弦。诊为痹证,予补中益气,温化寒积之法,以补中益气汤加减合麻黄附子细辛汤治之。

✠ **处方** 生黄芪 18g,当归 9g,升麻 6g,柴胡 6g,陈皮 6g,人参 9g,生姜 15g,大枣 15g,炙甘草 15g,生麻黄 9g,细辛 6g,黑附子 15g

饮片,日 1 剂,水煎服,水煎两次早晚分服。7 剂。

✠ **效果** 服药 7 剂后,2021 年 1 月 16 日病人复诊,诉服药后有明显改善,疼痛次数减少,腰及左臀部疼痛减轻,活动及久坐后疼痛较前缓解,无憋气不适,仰卧、俯卧不能。于前方中加生白术 24g,炒白术 24g,干姜 12g,茯苓 12g,补脾助运,再服 7 剂,痛较前更愈。

✠ **按语** 《素问·痹论》云:"其风气胜者为行痹,寒气胜者为痛痹,湿气胜者为着痹也……所谓痹者,各以其时,重感于风寒湿之气也。"巢元方在《诸病源候论》中认为体虚外感是引起痹证的主要因素。内、外因合而为痹,故当内外兼治、虚实兼顾,以治本为主。本案痛甚,为痛痹,感寒邪胜,又有脾阳虚之根本故以补中益气汤补中升阳治脾虚之本,配合麻黄附子细辛汤温散寒积之标,谨守病机,后又加术、姜、苓三味增强祛湿补阳之力,故用之能效。

案 39 : 刘某, 男性, 32 岁, 于 2015 年 12 月 1 日来诊。

✖ **主诉** 左足肿痛 3 年余。

✖ **病因** 饮食不节, 恣啖豆腐所致。

✖ **证候** 患者述 3 年前, 突然出现足背痛肿大, 脚趾痛, 肿胀, 夜间痛甚, 诊为痛风。用西药规范治疗, 有一定效果, 但经常复发, 痛苦不已。近期疼痛复发, 足趾、足背肿胀, 服西药不效, 随其母亲来诊, 伴口干, 大便黏, 小便黄。舌红苔黄腻, 脉弦。自述饮食已经严格控制, 查血尿酸 672.6μmol/L, 红细胞沉降率 6.32mm/h。

✖ **诊断** 痛风 (湿热下注)。以自拟 "土茯苓痛风汤" 治之, 以清热利湿、活血通络。

✖ **处方** 炙黄芪 45g, 生黄芪 45g, 牛膝 30g, 金银花 30g, 生甘草 30g, 远志 15g, 石斛 15g, 土茯苓 90g, 丹参 9g, 乳香 6g, 没药 6g, 白芷 6g, 桂枝 6g, 皂角刺 3g, 穿山甲 6g, 夏枯草 9g, 连翘 9g, 知母 9g, 瓜蒌 9g

日 1 剂, 水煎两次饭后分服。14 剂。

另嘱调控情绪, 清淡饮食。

✖ **效果** 患者母亲甚喜。患者述疼痛症状明显减轻, 血尿酸显著下降, 舌淡, 苔白, 脉弦。血尿酸 : 480.0μmol/L, 红细胞沉降率 : 6.59mm/h。处 : 继上方、土茯苓改为 120g。继服 14 剂。

✖ **按语** 岳美中先生说 : "再如鹤膝风, 膝关节红肿疼痛, 步履维艰, 投以《验方新编》四神煎恒效。药用生黄芪 240g, 川牛膝 90g, 远志肉 90g, 石斛 120g。先煎四味, 用水 10 碗 (约 1 500ml), 煎至 2 碗, 再加入金银花 30g, 煎至一碗 (约 150ml), 顿服。历年来, 我和几位同道用此方治此病, 多获良效。"

四神煎是治疗膝关节肿痛的特效方, 余将此方减小剂量, 加活血化痰通络之品,用于痛风发作,效如桴鼓。血尿酸控制不佳者,重用土茯苓入方中,可迅速降低尿酸水平。此方经反复临床验证,佳效可期,尤其适合肿痛严重的痛风患者,名之为"土茯苓痛风汤"。

案40:高某,女性,47岁,河北涿州人,于2015年4月11日来诊。

❈ **主诉** 左侧游走放电样头痛7天。

❈ **病因** 家事烦劳,肝胆湿热外发所致。

❈ **证候** 左侧游走放电样头痛,不敢触碰头皮,头皮可见1～2个疱疹,烦热口干,反酸,纳眠可,夜间可疼醒,二便可。舌红苔黄,脉弦数。因患者有偏头痛史,在其他医院诊断为偏头痛发作,服止痛药无效。

❈ **诊断** 带状疱疹(肝胆湿热)。治以清利肝胆湿热为主,方予龙胆泻肝汤加减。

❈ **处方** 龙胆9g,炒栀子15g,黄芩15g,柴胡12g,熟大黄6g,枳实9g,泽泻15g,车前草15g,甘草24g,金银花24g,连翘24g,蒲公英24g,紫花地丁24g,当归24g,生地15g,川芎24g,天麻30g,钩藤^{后下}30g,全蝎6g,蜈蚣2条

饮片,日1剂,水煎服,水煎两次早晚分服。7剂。

❈ **效果** 服药7剂,头痛、疱疹已基本消失,患者诉服药当天,头痛即明显减轻,夜晚可安睡。

❈ **按语** 带状疱疹发于头部,如果皮损少而且不典型,容易误诊,特别是对有头痛病史的患者,更容易误诊为头痛发作,临床上宜详细诊查,不可主观臆断。中医治疗带状疱疹,关键在清热解毒,佐以活血化瘀、息风通络的药物,疗效显著,多可当天止痛,7～14天痊愈,而且遗留后遗神经痛的概率很小,值得深入研究。

卷五

《辅行诀》五脏补泻诸汤图解

　　《伤寒杂病论》和《辅行诀五脏用药法要》(下简称《辅行诀》)均传承于《汤液经法》一书。张仲景"勤求古训,博采众方",论广《汤液经法》方药为《伤寒杂病论》,创造性地建构了六经辨证论治体系,教人"用方愈病之法";《辅行诀》则保留了部分《汤液经法》方药,构建了脏腑辨证的雏形,更重要的是,该书创造性地总结了《汤液经法》的"用药制方之法",弥足珍贵,在笔者临证中提供了重要的思想指导。该制方之法既是破解经方制方奥秘之钥匙,也是中医守正创新之门径,意义深远,难以估量。《辅行诀》中涉及"用药制方之法"的内容主要包括四部分:一是"五脏之德、补泻救苦"的内容;二是"二十五味,诸药之精"的内容;三是"君臣佐使"的内容;四是"汤液经法图"的内容,陶弘景曰:此图乃《汤液经法》尽要之妙,学者能谙于此,医道毕矣。本文试用"汤液经法图"解析《辅行诀》五脏补泻诸汤"用药制方之法",为探索中医制方奥秘投石问路。

《辅行诀》"用药制方之法"

五脏之德、补泻救苦

原文

陶云:肝德在散。故经云:以辛补之,以酸泻之。肝苦急,急食甘以缓之,适其性而衰之也。

陶云:心德在耎。故经云:以咸补之,苦泻之;心苦缓,急食酸以收之。

陶云:脾德在缓。故经云:以甘补之,辛泻之;脾苦湿,急食苦以燥之。

陶云:肺德在收。故经云:以酸补之,咸泻之;肺苦气上逆,急食辛以散之,开腠理以通气也。

陶云:肾德在坚。故经云:以苦补之,甘泻之;肾苦燥,急食咸以润之,至津液生也。

注解

此五条为《辅行诀》中"五脏补泻法则",纲领性总述了"五脏之德"及各脏"补泻救苦"的治疗大法,是理解本书制方之法的基础。

在"五脏补泻法则"中,"补"与"泻"均立足于五脏之生理特性。顺从五脏之德,与五脏用味(该脏本味)味同者为补;与五脏之德相制约,与体味(克该脏之味)味同者为泻;同时以化味(该脏所克之味)缓脏之急。此中"补泻"与通行的补泻气血阴阳的观念有所不同,而是指借药物补充与五脏体用相应的"味"以补泻某脏之气。具体释义如下:

肝德在散,喜条达而恶抑郁。辛味发散,顺其性为补;酸味收敛,逆其条达发散之性为泻。肝在志为怒,怒则气急冲逆,故言"苦急",甘味善能缓急,故宜食甘以缓之。

心德在耎,喜软而恶燥坚。咸润软坚,顺其性为补;苦味燥坚,逆其耎而为泻。心在志为喜,喜则气缓,缓则心气散逸,故言"苦缓",酸味善能收敛,故宜食酸以收之。

脾德在缓,其性温厚冲和。甘味缓中,顺其性为补;辛味散行,逆其缓和之性为泻。脾属湿土,湿盛则伤脾,故言"苦湿",苦味功擅燥湿,故宜食苦以燥之。

肺德在收,其气喜收敛而不欲耗散。酸能收敛,顺其性为补;咸善散结,逆其收敛之性为泻。又肺主气,其气上逆则病喘咳肺胀,故言"苦气上逆",辛味长于宣泄,故宜食辛以开泄肺气。

肾德在坚,主贮存封藏。苦味能使生气坚实,顺其性为补;甘味补益和中,逆其封藏之性为泻。肾为水脏,藏蓄阴精,精亏则无以蒸化润泽,故言"苦燥",咸味善于润下,故宜食咸以滋阴生津。

汤液经法图

原文

陶隐居曰:此图乃《汤液经法》尽要之妙,学者能谙于此,医道毕矣。

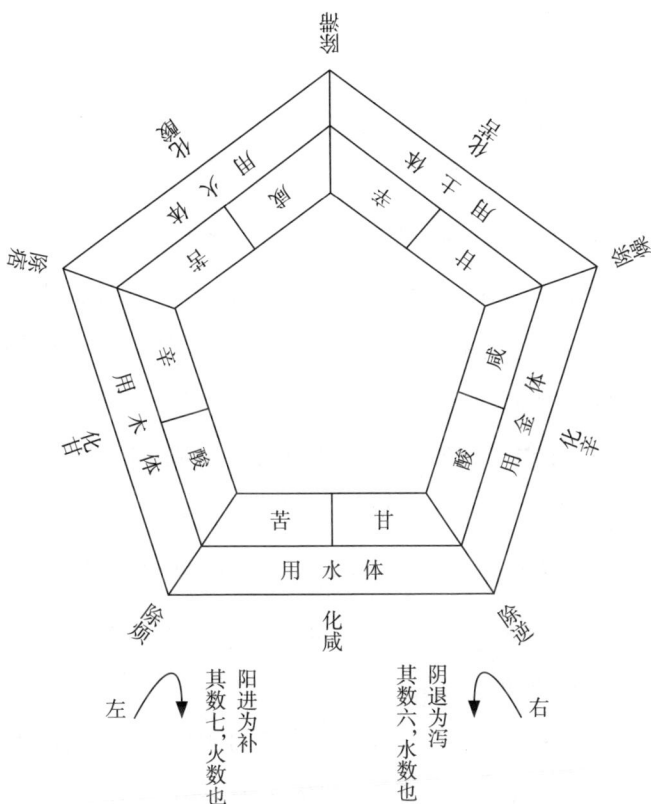

图 5-1-1　汤液经法图

注解

　　上图为《辅行诀》书中所附五行应用图示——"汤液经法图"，其中含义颇为深奥，"乃《汤液经法》尽要之妙"。图将五行、五味、五证与五脏紧密结合为一体，乃陶氏对汤液经法的五脏理论体系和制方之法的高度总结（图5-1-1）。

　　此图呈五边形，自外而内排布有三圈文字。其中中圈的五行作为全图主体，"木、火、土、金、水"依顺时针相生次序围合，分别对应"肝、心、脾、肺、肾"五脏。五行中每一行又与内圈两味、外圈一味的药味存在配属关系——即"体"味、"用"味、"化"味。此种配属据上文所述"五脏之德"及"补泻法则"而来,具体为每行之"用"味为本味(内圈左),"体"味为克我之味(内圈右),"化"味为我克之味(外圈中)。外圈五角则对应五除之证。为进一步明确图中"体""用""化""除"之含义,具体释义如下:

(1)五补、五泻:以肝为例,辛味为补,酸味为泻,如果将图中"辛"与"辛"相连,从木到土是顺时针为阳,阳者为补,故对于肝而言,辛味为补。究其原因,从五行角度,木能克土,肝木强则克伐脾土,肝木弱则为脾土所反侮,因此若欲泻脾,则需补肝(克我者);若欲补肝,则需泻脾(我克者)。故辛味既是肝之补味,也是脾之泻味。再将图中的"酸"与"酸"相连,从木到金是逆时针为阴,阴者为泻,故对于肝而言,酸味为泻。同理,木为金所克,故酸味能补肺而泻木,为肝之泻味、肺之补味。

(2)五化:化味乃五脏之体用相互作用产生的新的功用和物质,代表着五脏气化的活动特点,用以顺养五脏所"欲",制约五脏所"苦",化味又是所克之脏的用味,代表着五脏相克之间更蕴含着相生之理,往复循环,生生不息。

(3)五除:"除"为图中五行相邻者母脏之用味和子脏之体味共用可产生的效果,分别为辛苦除痞,咸辛除滞,甘咸除燥,酸甘除逆,苦酸除烦。《辅行诀》中有泻方五首,主"救诸病误治,致生变乱者",五除之症乃五脏误治所产生的症状,误治本脏皆会产生所克脏的主证,如误治肝脏,肝木影响脾土,产生痞证,同理滞为肺收证,燥为肾寒证,逆为肝风证,烦为心火证。

除五边形主体外,图下有注云"阴退为泻,其数六,水数也""阳进为补,其数七,火数也",说明了据此图组方时的读图顺序及药味数。图中用味居左,体味居右,左旋为进,右旋为退,即用主"阳进"为补,体主"阴退"为泻。如诸脏大补汤组方时,自本脏用味始,按顺时针"阳进"之序取用味共七,即诸大补汤药味数为火数七;诸脏大泻汤自本脏体味始,依逆时针"阴退"之序取体味共六,即诸大泻汤药味数为水数六。例如治肝之用虚的大补肝汤,从本脏用味辛开始,顺时针依次取咸、甘、酸、苦、辛、咸,共七种药物。

二十五味,诸药之精

原文

经云:在天成象,在地成形,天有五气,化生五味,五味之变,不可胜数。今者约列二十五种,以明五行互含之迹,以明五味变化之用,如左:

味辛皆属木,桂为之主,椒为火,姜为土,细辛为金,附子为水。

味咸皆属火,旋覆为之主,大黄为木,泽泻为土,厚朴为金,硝石为水。

味甘皆属土,人参为之主,甘草为木,大枣为火,麦冬为金,茯苓为水。

味酸皆属金,五味为之主,枳实为木,豉为火,芍药为土,薯蓣为水。

味苦皆属水,地黄为之主,黄芩为木,黄连为火,白术为土,竹叶为金。

此二十五味,为诸药之精,多疗诸五脏六腑内损诸病,学者当深契焉。

注解

陶氏选用诸脏大小补泻汤中所用药物共二十五种,按五味配属五行(据文整理见下:表5-1-1),并进一步据药物特性于五味五行中再分五行,以区分相同味药物之间的功用相异,为临床五味理论的实际应用增加了独到的新视角。

欲解此处之文,有两层问题需得理解。一是药物五味的五行互含之意何解?笔者分析认为"味x皆属x"句指出的是药物主味,需注意的是,此处"五味"并非为简单的口尝之味,而是据药物之气化功效来划分的,与其效用联系密切;而"椒为火,姜为土"等处之五行推测与今"归经"类。如小补肝汤君药选取属"木中木"的桂枝,取其味辛补肝,且属辛木,可直入肝;同一方中臣药干姜虽亦味辛补肝,但属辛土,兼入脾以防传变。

二是此处将药物配属两层五行的依据为何?须知分解这种五味五行互含学说规律对于窥见古贤的别药用药意旨或将有重要意义。可惜此处药物配属五行的依据,书中并未表述,尚有待后人研究。笔者之见现暂书于下。

表 5-1-1 "二十五味诸药之精"五行配属表

	木	火	土	金	水
味辛皆属木	桂为之主	椒	姜	细辛	附子
味咸皆属火	大黄	旋覆为之主	泽泻	厚朴	硝石
味甘皆属土	甘草	大枣	人参为之主	麦冬	茯苓
味酸皆属金	枳实	豉	芍药	五味为之主	薯蓣
味苦皆属水	黄芩	黄连	白术	竹叶	地黄为之主

味辛皆属木,桂为之主,椒为火,姜为土,细辛为金,附子为水。

增加:升麻为土(大泻心汤第一方)。

桂枝、蜀椒、姜、细辛、附子均性散行,据其气化功效归属辛味,五行属木。《本草经集注》载桂"树得桂而枯",乃木中之王者,列为木中木。《长沙药解》言蜀椒"消宿食停饮,化石水坚瘕,开胸膈痹结",其化物散结之能功同火德,故列为木中火。姜有生姜、干姜之别,《本草经解》言生姜"禀天初春之木气",且最善入胃土止呕,故为木中土;干姜最善暖脾土,亦列为木中土。细辛,叶天士在《本草经解》中言"细辛辛入肺,温能散寒",所以主咳逆上气之症,列为木中金。附子,《校注讲疏》言其"乃入肾却寒镇水之主药",列为木中水。升麻,功用主在于"升",尤善升脾胃之气,东垣最善用之,故列为木中土。

味咸皆属火,旋覆[花]为之主,大黄为木,泽泻为土,厚朴为金,硝石为水。

增加:代赭石为土(大补肝汤,小补心汤第二方,大补心汤第二方),戎盐为木(小泻心汤第一方、大泻心汤第一方),瓜蒌为火(小补心汤第一方,大补心汤第一方),薤白为土(小补心汤第一方,大补心汤第一方),葶苈子为金(小泻肺汤,大泻肺汤)。

旋覆、大黄、泽泻、厚朴、硝石虽各有散结软坚、攻坚逐积、消饮逐水、下气消胀等不同侧重,但均具咸味之气化作用,故味咸而属火。旋覆花,《本草经集注》谓其"生平泽谷川。五月采花，日干，二十日成"，言其采收季节为夏，故气化禀赋中含夏季之热气，列为火中火。大黄，《本草经集注》言其"生河西山谷及陇西。二月、八月采根，火干"，二月为地气始发之时（《素问·诊要经终论》），其气为春生之木气，此时大黄可受木气禀赋，故为火中木。泽泻味甘咸，咸为火之用味，甘为土之用味，故列为火中土。厚朴，《本草经集注》言"三月、九月、十月采皮"，其采收季节为秋季，禀秋金之性，故列属火中金。硝石，《长沙药解》言其归膀胱经，膀胱于肾并属水，故列为火中水。

余五药为笔者据后诸脏补泻汤补充而来。代赭石色红，《本草经集注》言其"养血气，除五脏血脉冲热，血痹、血瘀"，具咸软之效而属火；《长沙药解》称其入足阳明胃经，张仲景"旋覆代赭汤"亦用之镇胃降气、止呕止噫，故列为火中土。戎盐，《神农本草经》言"味咸、寒。主明目，目痛，益气，坚肌骨，去毒蛊。"味咸属火，又因其色青，功效中"主明目，目痛"故可为木，故列为火中木。瓜蒌，《本草经集注》言其"主胸痹，悦泽人面"，能开胸散结具味咸之效而属火，胸中为心之府，瓜蒌主胸痹，可知其入于心而属火，故列为火中火。薤白，《本草经集注》言其"去水气，温中散结气"，有咸性散结之用，故列为火，又因其"温中"归中焦，故为火中土。葶苈子，《本草经集注》言其"主癥瘕积聚，结气，饮食寒热，破坚逐邪，通利水道"，因其散结之性列为咸药，属火；又《本草纲目》引甄权曰"酸，有小毒"，酸为金之主味，故为火中金。

味甘皆属土，人参为之主，甘草为木，大枣为火，麦冬为金，茯苓为水。

人参、甘草、大枣、麦冬、茯苓口尝均有甘味，并具甘味补益和缓之能，故味甘而属土。人参，《长沙药解》言其"入戊土而益胃气，走己土而助脾阳，理中第一"，实乃补脾胃之主药，故列为土中土。甘草，禀脾胃中和之气，《雷公炮制药性解》载其"解百毒，和诸药，甘能缓急，尊称国老"，又"肝苦急，即食甘以缓之"，甘草能入肝木而缓急止痛，故列为土中木。大枣，《神农本草经》言其"味甘，安中养脾，大惊"，大枣皮色红属火，入脾滋化源而能生血养血,血脉充养而神归其舍则大惊能止,故列为土中火。麦冬,《神农本草经》言其"味甘,平。主心腹,结气伤中伤饱,胃络脉绝,羸瘦短气",叶天士认为"心腹者,肺脾之分;结气者,泻热之气结也。其主之者,麦冬甘平,平能清热,甘缓散结也"。仲景亦有麦门冬汤肺胃同治,故将麦冬列为土中金。茯苓,主补脾气而运水湿,且能助肾之气化以利膀胱津液,故列为土中水。

味酸皆属金,五味[子]为之主,枳实为木,豉为火,芍药为土,薯蓣为水。

增加: 白醊浆为火(小补心汤第一方,大补心汤第一方)。

五味子、枳实、豆豉、芍药、薯蓣或具收敛之性,或有下气之能,或采收于秋而禀金气,据此俱归属为酸味属金。五味子,《本草经集注》言其"八月采实",禀秋季收敛之金气,属肺,故为金中金;枳实,《名医别录》言其"味苦、酸,微寒",《本草经集注》言"九月、十月采",采收之时受秋天肃降之气,故列属金药,又色青属木,长于树上,有升发木气,故为金中木;豆豉为黑豆经湿热蒸蕴之气发酵而成,其味酸,且黑豆收获时间一般为秋季十月份,又因其为豆类果实类,具收敛金性,其中淡豆豉可益肾水并入心以济心火,质轻而性宣发宣散,为火之性,故为金中火;芍药味酸,善治腹痛,腹者足太阴行之地,故属土,又《本草疏证》有云"夫外而营分,内而肝脾肾,皆血所常流行宿止者也,芍药璀璨之色,馥郁之气,与血中之气相宜……则能治阴分之结",脾主营,故综而列为金中土。薯蓣,其虽味甘、温,但功效主要为收涩阴津、补虚益气,故将其归为收敛性质的酸味药,又甘为水之体味,因其补精力强,精即人体中的阴,为水之性,故归为金中水。

增药白醊浆,为用白米蒸熟而成的米酒。《周礼·天官·酒正·三曰浆注》曰"醊浆,醊之言载也。米汁相载也"。其色白、味酸属金,又因其为蒸煮所生,受火热之性,有温散之功效,故属金中火。

味苦皆属水,地黄为之主,黄芩为木,黄连为火,白术为土,竹叶为金。

增加: 龙胆为火(小泻心汤第一方、大泻心汤第一方),栀子为木(小泻心汤第一方、大泻心汤第一方),苦参为水(大泻心汤第一方),半夏为金(小补心汤第一方,大补心汤第一方)。

地黄、黄芩、黄连、白术、竹叶口尝均具苦味,功用亦具苦之燥湿、坚阴、降泻,故属水。地黄,《本经》又名"地髓",根块中含丰富"脂液","汁液最多,虽曝焙极燥,顷则转润",《本经疏证》载其"唯此味天一之真阴,能补五脏也",认为其善滋补人体精津营血,性属水自在情理中,故列为水中主药。黄芩,《神农本草经》中言其"味苦,平,主诸热黄疸",善泻肝胆之热而退黄疸,黄元御谓之"清相火而断下利,泻甲木而止上呕,除少阳之痞热,退厥阴之郁蒸",故为水中木。黄连,气寒味苦,"主热气"、"入心经,清心退热,泻火除烦",苦寒直折,其味苦则属于水,其气寒能清心退热,入于心而属火,故将黄连列为水中火。白术,气温味苦,《经疏》"术禀初夏之气以生。其味苦,其气温,从火化也。正得土之冲气,故《别录》益之以甘,表土德也。",白术主治水湿之证,脾土主湿,故将白术列为水中土。竹叶,《雷公炮制药性解》中言"竹叶生于中半以上,故主治多在上焦",用之可"载肾水上承以济心火,使肺金免火灼之苦而行其清肃降下之令",故可治咳逆上气,列为水中金。

属水者增药有五。龙胆,味苦属水,气寒清热,衣之镖等认为其"逢热能清,遇火则折……自内达外,畅发极内之火邪,宜于火热郁而不畅,尚未结聚者",故归属于水,《本草纲目》言其"四月生叶,七月开花",正值时令为夏,故列为水中火。栀子,《神农本草经》言其"味苦,寒。主五内邪气,胃中热气,面赤、酒疱、皶鼻,白癞,赤癞,疮疡",《名医别录》有"大寒,无毒。主治目赤热痛,胸心大小肠大热,心中烦闷,胃中热气"。分析栀子所主均属火热之证,热郁于内不得宣透外泄。《药性探真》认为"其药用可使郁火屈曲下行,符合水性趋下之性";并且据《本经疏证》引卢芷园语,"凡苦寒之物能下能坚,唯栀子反使坚结者解而上出,火空则发之义也。"栀子不唯泻火,亦有畅发被郁阳热之能,畅发为木性,故为水中木。苦参,气寒味苦,元素曰:"苦参味苦,气沉,纯阴,足少阴肾经君药也",李时珍言其"苦以味名,参以功名",苦参乃苦味药之最,当属苦中苦,故将苦参列为水中水。

半夏于大小补心汤中泻心以防太过并助合化,故当味苦;且《本草崇原》云其"五月盛阳之阴也,半夏生当夏半,白色味辛,禀阳明燥金之气化。",故列属水中金。

此二十五药,乃五脏补泻诸汤所用之药。按照五脏之用味将其分属五行,不同于传统意义上的五行五味五脏划分。因肝欲散,其用为辛,故味辛皆属于肝木。五味五行共二十五味药,每一行有五味药,根据每一味药特性的不同,在五行之中又分属五行,如同阴阳之中又有阴阳。

五行之中所属本行之药,一般为本脏补汤之主药,如桂枝是木中木,为小补肝汤之主药;人参是土中土,为小补脾汤之主药。而五行中属所克行之药,一般为泻所克脏之主药,如金克木,枳实是金中木,为小泻肝汤之主药。

君、臣、佐、使

原文

经云:主于补泻者为君,数量同于君而非主故为臣,从于佐监者为佐使。

注解

本句为书中方剂组织结构做出了概括,可见《辅行诀》组方亦以君臣佐使为架构,现将其规律简述如下。

(1)君:《辅行诀》言"主于补泻者为君",何以称"主于补泻者"?因其书以脏腑学说及体用理论为基础,从脏之体与脏之用认识五脏的生理病理,以体用别虚实,并以五行格局经纬五脏用药。在《辅行诀》的理论系统下,君药即是对五脏虚实诸病起主要作用者,与《黄帝内经》中"主病之谓君"具有类似含义,每方只有一味为君药。如五脏小补汤中,君药皆为本脏五行属性中与本脏属相同者,直入本脏,对本脏起主要补的作用,如补肝用木中木桂枝、补心用火中火瓜蒌;而五脏小泻汤以克本脏五行属性中同本脏属者为君,如泻肝用金中木、泻脾用木中土,此虽以克本脏之味发挥主要泻的作用,但克本脏中又取同本脏味者,意在泻中有补,使泻不致虚。

(2)臣:"数量同于君而非主故为臣",臣药的味和量都等同于君药,但不似君药直入本脏,而是在辅佐君药一同发挥补泻作用之时,兼有预防传遍等辅助效用,故为臣药。又据后句"从于佐监者为佐使",推测臣药在本书中有"佐监"之别称,每方中亦只有一味。

(3)佐使:"从于佐监者为佐使",意为服从、顺从"佐监"也即臣药之需要、协助发挥作用。具体如,在大小泻方中佐使药均有补防过泻并助合化之意,大泻方中另有协同君臣发挥"泻生我者""补克我者"以及"化味缓急"的作用;而大小补方中佐使药均有泻防过补并助合化、"泻我克者"并"缓脏所苦"之意,大泻方中另增有"补我生者"。笔者认为《辅行诀》中对于佐使药的定义近似于现在所言的佐使药,方中数量也较君臣为多(小泻汤中有一味、大泻汤中四味、小补汤中两味、大补汤中五味),但并无现今使药的引经报使之意,概因书中对于药味本身便有入于五脏的细致认识。

五脏补泻诸汤图解

《辅行诀》中共记载五脏(外加心包)虚实大小补泻诸汤共24方,五脏体用有虚实,虚实有轻重,轻证病位仅在本脏,重证者涉及子脏或母脏,每脏各有大小补泻方4首,在五脏补泻法则的基础上制方而成。关于"汤液经法图"在五脏病症中如何被具体运用指导制方,现以书中组方工整并最为典型的五脏大小补泻汤为例,绘制出24张方图并附图解,期有助于窥见《辅行诀》的制方奥意。

小泻肝汤

原文

治肝实,两胁下痛,痛引少腹迫急,当有干呕者方:

枳实(熬)　芍药　生姜(各三两)

上三味,以清浆三升,煮取一升,顿服之。不瘥,即重作服之。

图示(图5-2-1)

图解

主治:"治肝实,两胁下痛,痛引少腹迫急,当有干呕者"。陶曰:"肝病者,必两胁下痛,痛引少腹",为必见之证;肝病善呕,故当有干呕;陶曰:"肝虚则恐,实则怒",故又当有恚怒。

君臣佐使:经云:"主于补泻者为君,数量同于君而非主故为臣,从于佐监者为佐使。"方中枳实主于泻肝,为君药;芍药泻肝而非主,故为臣药;生姜补肝以防太过并助合化,从于佐监,是为佐使药。

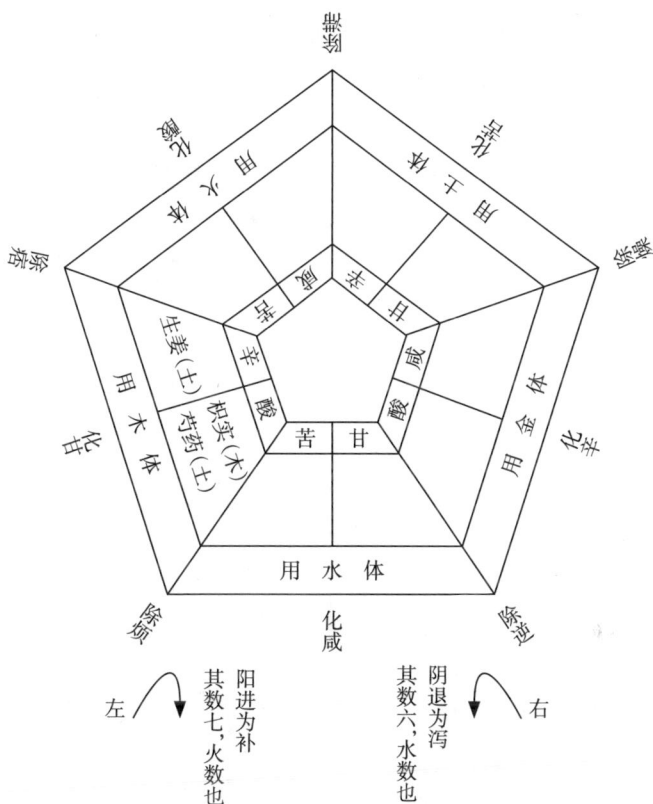

图 5-2-1　小补肝汤图

枳实:枳实味酸,逆肝之用,故可泻肝;又枳实为酸木,直入肝,是为泻肝之君药。芍药:芍药味酸,逆肝之用,故可泻肝,为臣;芍药为酸土,兼入脾,以防传变。枳实芍药配伍为泻肝之定法。

生姜:生姜味辛,顺肝之用,故可补肝,以防泻肝太过并助合化,从于佐监,是为佐使药。

名称:小泻肝汤,大泻肝汤之半数,只于本脏用药,不涉他脏。

大泻肝汤

原文

治头痛目赤,多恚怒,胁下支满而痛,痛连少腹迫急无奈方:

枳实(熬) 芍药 甘草(炙,各三两) 黄芩 大黄 生姜(切,各一两)

上六味,以水五升,煮取二升,温分再服。

图示(图 5-2-2)

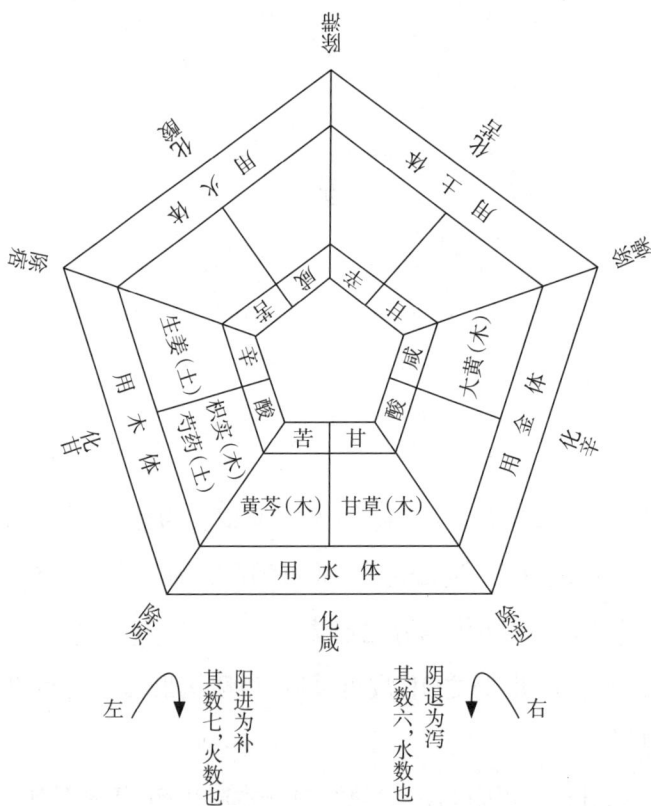

图 5-2-2 大泻肝汤图

图解

主治:"治头痛目赤,多恚怒,胁下支满而痛,痛连少腹迫急无奈"。陶曰:"肝病者,必两胁下痛,痛引少腹",为必见之证;肝用太过则头痛目赤;陶曰:"肝虚则恐,实则怒",故当有恚怒;肝病善呕,故又当有干呕。

君臣佐使:经云:"主于补泻者为君,数量同于君而非主故为臣,从于佐监者为佐使。"方中枳实主于泻肝,为君药;芍药泻肝而非主,故为臣药;生姜补肝以防太过并助合化,黄芩合甘草泻生我者(肾水),大黄合枳实、芍药补克我者(肺金),皆从于佐监,是为佐使药。

枳实:枳实味酸,逆肝之用,故可泻肝;又枳实为酸木,直入肝,是为泻肝之君药。

芍药:芍药味酸,逆肝之用,故可泻肝,为臣;芍药为酸土,兼入脾,以防传变。枳实芍药配伍为泻肝之定法。

生姜:生姜味辛,顺肝之用,故可补肝,以防泻肝太过并助合化,从于佐监,是为佐使药。

甘草:甘草味甘,逆肾之用,故可泻肾(生我者);又"肝苦急,急食甘以缓之",甘草味甘可缓肝急。

黄芩:黄芩味苦,顺肾之用,故可补肾,黄芩用量为甘草三分之一,黄芩合甘草泻生我者(肾水);又黄芩与枳实、芍药配伍,酸苦除烦。

大黄:大黄味咸,逆肺之用,故可泻肺,大黄合枳实、芍药补克我者(肺金)。

阴退为泻,其数6,水数也:泻法为阴退,阴退为逆时针用药,涉及生我者(肾水)和克我者(肺金)。除了要泻本脏(肝木),还要泻生我者(肾水),用甘草、黄芩;还要补克我者(肺金),用枳实、芍药、大黄。共用6味药,水数也。

名称:大泻肝汤,在小泻肝汤的基础上增加3味药,泻生我者(肾水),补克我者(肺金)。

小补肝汤

原文

治心中恐疑,时多恶梦,气上冲心,越汗出,头目眩晕者方:

桂枝　干姜　五味子(各三两)　大枣(十二枚,去核)。

上四味,以水八升,煮取三升,温服一升,日三服。心中悸者,加桂枝一两半;冲气盛者,加五味子一两半;头苦眩者,加术一两半;干呕者,去大枣,加生姜一两半;中满者,去大枣;心中如饥者,还用枣。咳逆、头苦痛者,加细辛一两半;四肢冷,小便难者,加附子一枚,炮。

图示(图 5-2-3)

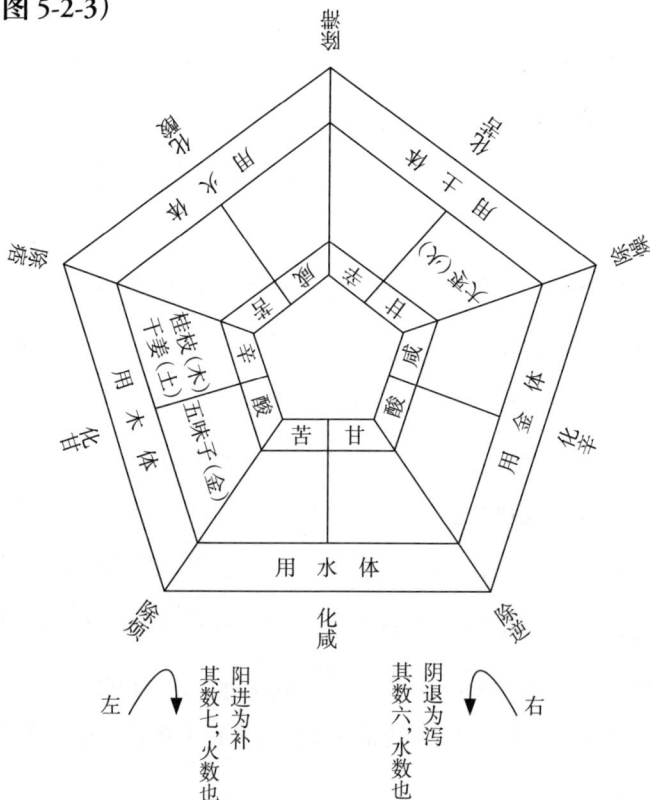

图 5-2-3　小补肝汤图

图解

主治:"治心中恐疑,时多恶梦,气上冲心,越汗出,头目眩晕者"。陶曰:"肝虚则恐,实则怒",恐惧噩梦为必见之证;气上冲心,越汗出,头目眩晕者,皆为气逆,因肝病善呕,甚则冲气上逆。

君臣佐使:经云:"主于补泻者为君,数量同于君而非主故为臣,从于佐监者为佐使。"方中桂枝主于补肝,为君药;干姜补肝而非主,故为臣药;五味子泻肝以防太过并助合化,大枣合桂枝、干姜泻我克者(脾土),皆从于佐监,是为佐使药。

桂枝:桂枝味辛,顺肝之用,故可补肝;又桂枝为辛木,直入肝,是为补肝之君药。

干姜:干姜味辛,顺肝之用,故可补肝,为臣;干姜为辛土,兼入脾,以防传变。桂枝、干姜配伍为补肝之定法。

五味子:五味子味酸,逆肝之用,故可泻肝,以防补肝太过并助合化,从于佐监,是为佐使药。

大枣:大枣味甘,顺脾之用,故可补脾,大枣合桂枝、干姜泻我克者(脾土);又"肝苦急,急食甘以缓之",大枣味甘可缓肝急。

阳进为补:补法为阳进,阳进为顺时针用药,涉及我克者(脾土)。小补肝汤除了要补本脏(肝木),还要泻我克者(脾土),用桂枝、干姜、大枣。

加减:心中悸者,肝虚恐惧也,故加桂枝味辛补肝;冲气盛者,肺德不收也,故加五味子味酸补肺;头苦眩者,肾德不坚,水饮上犯也,故加术味苦坚肾;干呕者,脾土实也,故去大枣,加生姜味辛以泻脾;中满者,脾土实也,故去大枣;心中如饥者,脾土虚也,故还用枣。咳逆、头苦痛者,肺苦气上逆也,故加细辛散之;四肢冷,小便难者,脾土实也,故加附子味辛以泻脾。

名称:小补肝汤,补肝之小剂,涉及本脏和我克者(脾土),不涉及我生者(心火)。

大补肝汤

原文

治肝气虚,其人恐惧不安,气自少腹上冲咽,呃声不止,头目苦眩,不能坐起,汗出,心悸,干呕不能食,脉弱而结者方:

桂心　干姜　五味子(各三两)　旋覆花　代赭石(烧)　竹叶(各一两)　大枣(十二枚,去核)

上七味,以水一斗,煮取四升,温服一升,日三、夜一服。

图示(图 5-2-4)

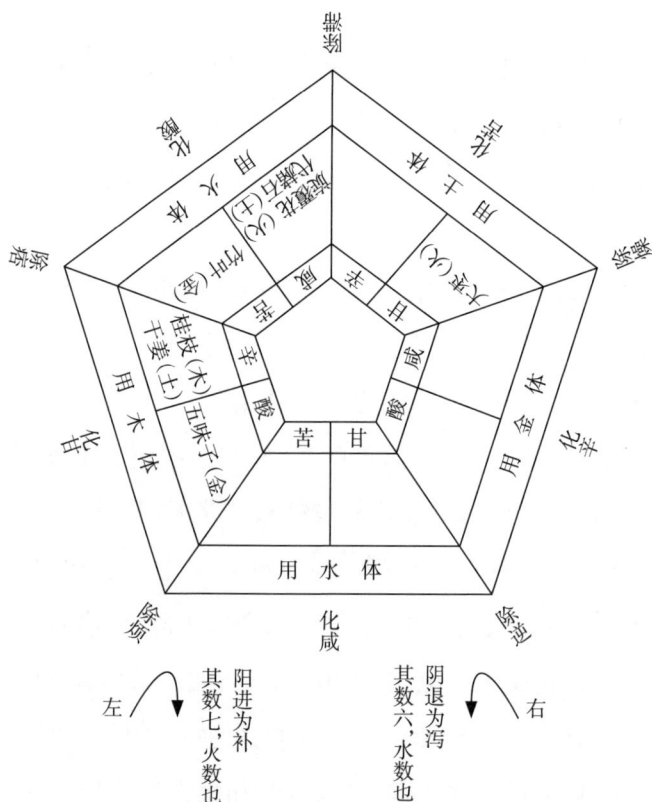

图 5-2-4　大补肝汤图

图解

主治:"治肝气虚,其人恐惧不安,气自少腹上冲咽,呃声不止,头目苦眩,不能坐起,汗出,心悸,干呕不能食,脉弱而结者"。陶曰:"肝虚则恐,实则怒",恐惧为必见之证,多伴心悸;气自少腹上冲咽,呃声不止,头目苦眩,不能坐起,汗出,干呕不能食者,皆为气逆,盖因肝病善呕,甚则冲气上逆;脉弱而结者,肝虚则弱,恐惧心悸则结。

君臣佐使:经云:"主于补泻者为君,数量同于君而非主故为臣,从于佐监者为佐使。"方中桂枝主于补肝,为君药;干姜补肝而非主,故为臣药;五味子泻肝以防太过并助合化;大枣合桂枝、干姜泻我克者(脾土);旋覆花、代赭石、竹叶补我生者(心火);皆从于佐监,是为佐使药。

桂枝:桂枝味辛,顺肝之用,故可补肝;又桂枝为辛木,直入肝,是为补肝之君药。

干姜:干姜味辛,顺肝之用,故可补肝,为臣;干姜为辛土,兼入脾,以防传变。桂枝、干姜配伍为补肝之定法。

五味子:五味子味酸,逆肝之用,故可泻肝,以防补肝太过并助合化,从于佐监,是为佐使药。

大枣:大枣味甘,顺脾之用,故可补脾,大枣合桂枝、干姜泻我克者(脾土);又"肝苦急,急食甘以缓之",大枣味甘可缓肝急。

旋覆花:旋覆花味咸,顺心之用,故可补心。

代赭石:"二十五味,诸药之精"未记载代赭石。代赭石与旋覆花共为补心之用,故当味咸。

竹叶:竹叶味苦,逆心之用,故可泻心,竹叶和旋覆花、代赭石补我生者(心火)。

阳进为补,其数 7,火数也:补法为阳进,阳进为顺时针用药,涉及我克者(脾土)和我生者(心火)。大补肝汤除了要补本脏(肝木),还要泻我克者(脾土),

用桂枝、干姜、大枣;还要补我生者(心火),用旋覆花、代赭石、竹叶。共用 7 味药,火数也。

名称:大补肝汤,补肝之大剂,涉及本脏、我克者(脾土)和我生者(心火)。

小泻心汤(第一方)

原文

治心中卒急痛,胁下支满,气逆攻膺背肩胛间,不可饮食,食之反笃者方:

龙胆草　栀子(打,各三两)　戎盐(如杏子大三枚,烧赤)

上三味,以酢三升,煮取一升,顿服。少顷,得吐瘥。

图示(图 5-2-5)

图解

主治:"治心中卒急痛,胁下支满,气逆攻膺背肩胛间,不可饮食,食之反笃者"。陶曰:"心病者,心胸内痛,胁下支满,膺背肩胛间痛,两臂内痛",心痛,胁下支满,气攻膺背肩胛,为必见之证;心火郁结胸中,饮食则加重,故不可饮食,食之反笃。

君臣佐使:经云:"主于补泻者为君,数量同于君而非主故为臣,从于佐监者为佐使。"方中龙胆主于泻心,为君药;栀子泻心而非主,故为臣药;戎盐补心以防太过并助合化,从于佐监,是为佐使药。

龙胆:"二十五味,诸药之精"未记载龙胆。龙胆为本方泻心之主药,故当味苦。

栀子:"二十五味,诸药之精"未记载栀子。栀子与龙胆共为泻心之用,故当味苦。

戎盐:"二十五味,诸药之精"未记载戎盐。方中戎盐补心以防太过并助合化,故当味咸。

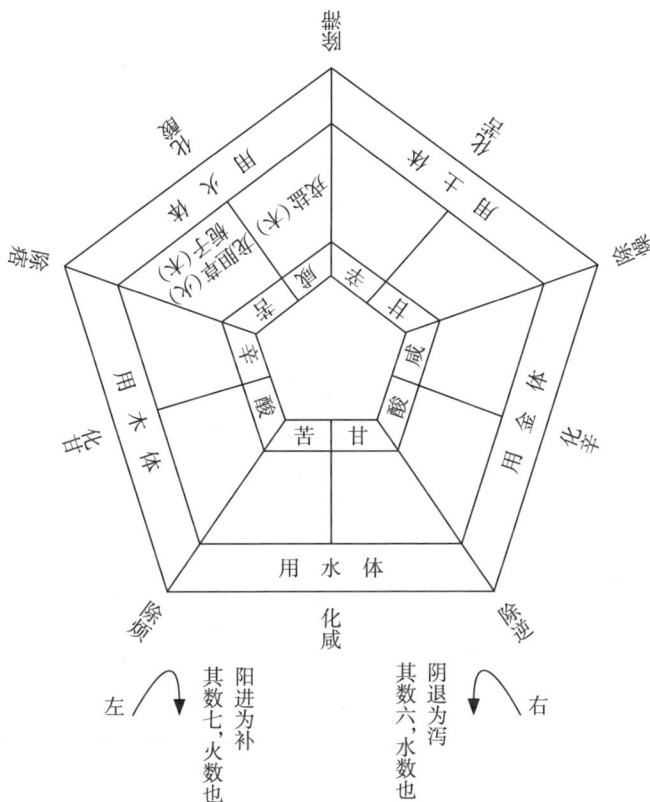

图 5-2-5 小泻心汤(第一方)图

名称:小泻心汤,大泻心汤之半数,只于本脏用药,不涉他脏。

大泻心汤(第一方)

原文

治暴得心腹痛,痛如刀刺,欲吐不吐,欲下不下,心中懊侬,胁背胸支满,腹中迫急不可奈者方:

龙胆草 栀子(捣,各三两) 苦参 升麻(各二两) 豉(半升) 戎盐(如

杏子大三枚)

上六味,以酢六升,先煮上五味,得三升许,去滓。内戎盐,稍煮待消已,取二升,服一升。当大吐,吐已必自泻下,即瘥。

图示(图 5-2-6)

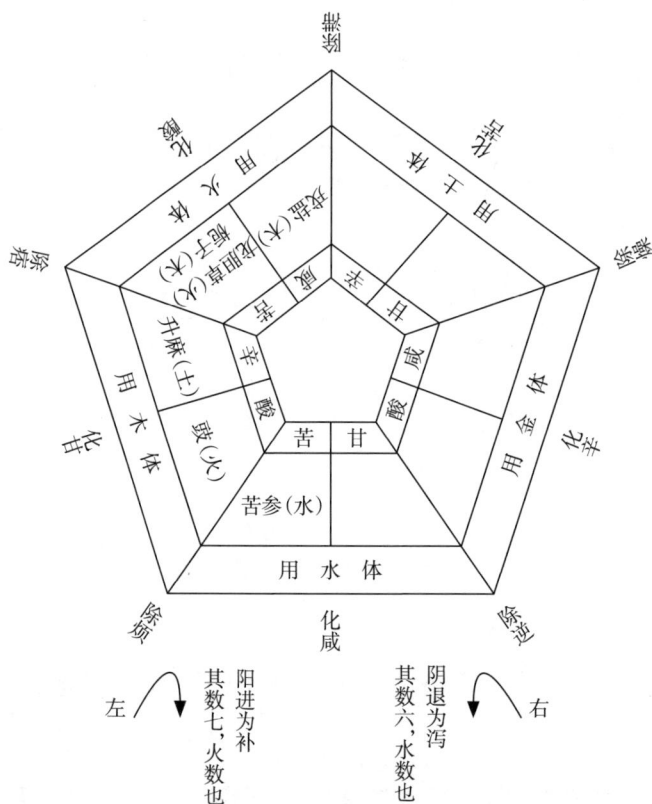

图 5-2-6 大泻心汤(第一方)图

图解

主治:"治暴得心腹痛,痛如刀刺,欲吐不吐,欲下不下,心中懊侬,胁背胸支满,腹中迫急不可奈者"。陶曰:"心病者,心胸内痛,胁下支满,膺背肩胛间痛,两臂内痛",心痛,胁背胸支满,为必见之证;心火郁结胸中,故欲吐不吐,欲下不下,心中懊恼;气逆攻冲至腹,故腹中迫急不可奈。

君臣佐使:经云:"主于补泻者为君,数量同于君而非主故为臣,从于佐监者为佐使。"方中龙胆主于泻心,为君药;栀子泻心而非主,故为臣药;戎盐补心以防太过并助合化,升麻合豆豉泻生我者(肝木),苦参合龙胆、栀子补克我者(肾水),皆从于佐监,是为佐使药。

龙胆:"二十五味,诸药之精"未记载龙胆。龙胆为本方泻心之主药,故当味苦。

栀子:"二十五味,诸药之精"未记载栀子。栀子与龙胆共为泻心之用,故当味苦。

戎盐:"二十五味,诸药之精"未记载戎盐。方中戎盐补心以防太过并助合化,故当味咸。

豆豉:豆豉味酸,逆肝之用,故可泻肝(生我者)。

升麻:"二十五味,诸药之精"未记载升麻。方中升麻合豆豉泻生我者(肝木),故当味辛;又升麻与龙胆、栀子配伍,辛开苦降除痞。

苦参:苦参味苦,合龙胆、栀子补克我者(肾水)。"二十五味,诸药之精"未记载苦参。

阴退为泻,其数6,水数也:泻法为阴退,阴退为逆时针用药,涉及生我者(肝木)和克我者(肾水)。除了要泻本脏(心火),还要泻生我者(肝木),用豆豉、升麻;还要补克我者(肾水),用龙胆、栀子、苦参。共用6味药,水数也。

名称:大泻心汤,在小泻心汤的基础上增加3味药,泻生我者(肝木),补克我者(肾水)。

按五脏各大泻方制方法则,苦参可能传抄有误,推测为人参,味甘泻肾,合龙胆、栀子补克我者(肾水)。

小补心汤(第一方)

原文

治胸痹不得卧,心痛彻背,背痛彻心者方:

瓜蒌(一枚,捣) 薤白(八两) 半夏(半升,洗去滑)

右三味以白酨浆一斗,煮取四升,温服一升,日再服。

图示(图 5-2-7)

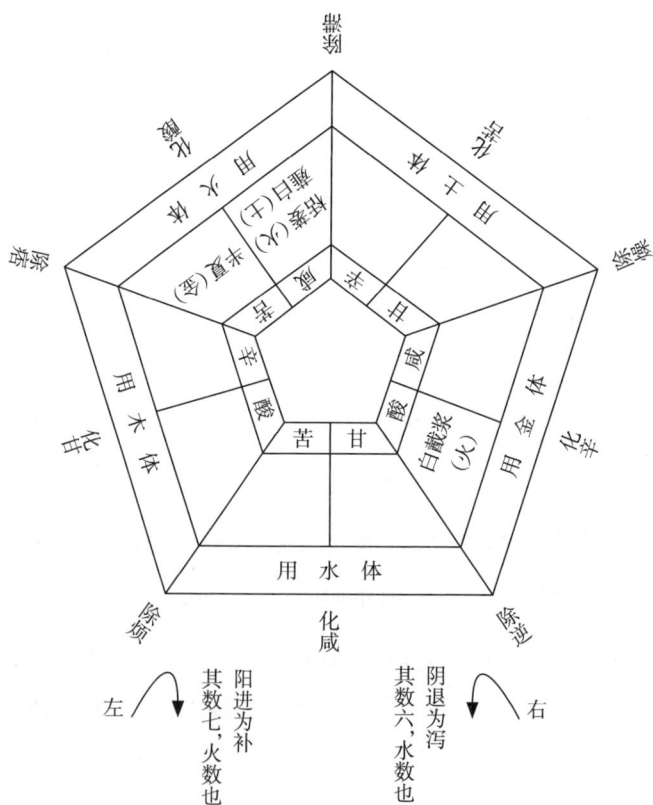

图 5-2-7 小补心汤(第一方)图

图解

主治:"胸痹不得卧,心痛彻背,背痛彻心者"。陶曰:"心病者,心胸内痛",胸痹为心火失用,故心痛彻背,背痛彻心。

君臣佐使:经云:"主于补泻者为君,数量同于君而非主故为臣,从于佐监者为佐使。"方中瓜蒌主于补心,为君药;薤白补心而非主,故为臣药;半夏泻心以防太过并助合化,白酨浆合瓜蒌、薤白泻我克者(肺金),皆从于佐监,是为佐使药。

瓜蒌:"二十五味,诸药之精"未记载瓜蒌。瓜蒌为本方补心之君药,故当味咸。

薤白:"二十五味,诸药之精"未记载薤白。薤白为本方补心之臣药,故当味咸。

半夏:"二十五味,诸药之精"未记载半夏。半夏在本方泻心以防太过并助合化,故当味苦。

白酨浆:"二十五味,诸药之精"未记载白酨浆。白酨浆合瓜蒌、薤白泻我克者(肺金),故当味酸;又"心苦缓,急食酸以收之",白酨浆味酸可缓心之苦。

阳进为补:补法为阳进,阳进为顺时针用药,涉及我克者(肺金)。小补心汤除了要补本脏(心火),还要泻我克者(肺金),用瓜蒌、薤白、白酨浆。

名称:小补心汤,补心之小剂,涉及本脏和我克者(肺金),不涉及我生者(脾土)。

大补心汤(第一方)

原文

治胸痹,心中痞满,气结在胸,时从胁下逆抢心,心痛无奈方:

瓜蒌(一枚,捣)　薤白(八两)　半夏(半升,洗去滑)　枳实(熬,二两)
厚朴(炙,二两)　桂枝(一两)

上六味,以白酨浆一斗煮取四升,每服二升,日再服。

图示(图 5-2-8)

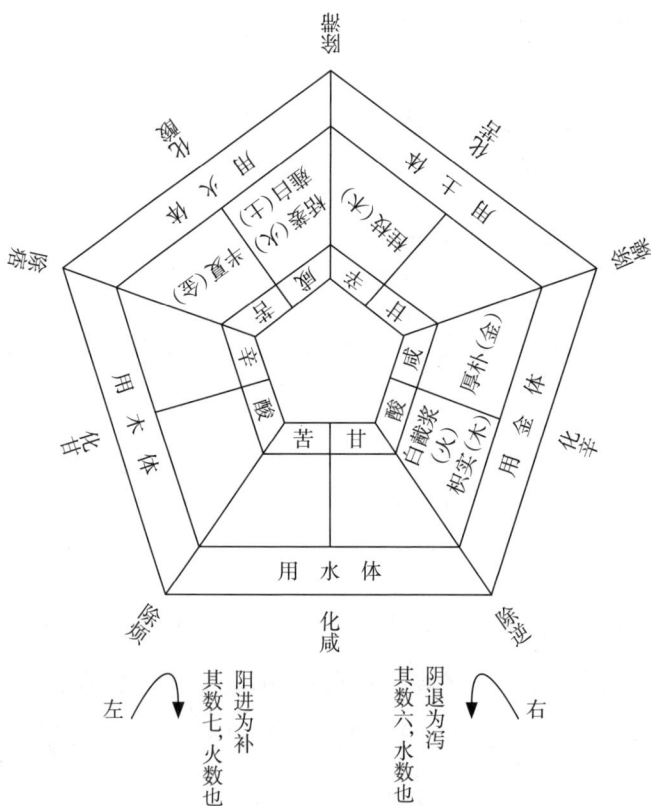

图 5-2-8　大补心汤(第一方)图

图解

主治:"胸痹,心中痞满,气结在胸,时从胁下逆抢心,心痛无奈"。陶曰:
"心病者,心胸内痛",胸痹为心火失用,故心中痞满,心痛无奈,重则气结在胸,时从胁下逆抢心。

君臣佐使:经云:"主于补泻者为君,数量同于君而非主故为臣,从于佐监者为佐使。"方中瓜蒌主于补心,为君药;薤白补心而非主,故为臣药;半夏泻心以防太过并助合化;白蔹浆、枳实、厚朴合瓜蒌、薤白泻我克者(肺金);桂枝合味酸且甘的白蔹浆补我生者(脾土);皆从于佐监,是为佐使药。

瓜蒌:"二十五味,诸药之精"未记载瓜蒌。瓜蒌为本方补心之君药,故当味咸。

薤白:"二十五味,诸药之精"未记载薤白。薤白为本方补心之臣药,故当味咸。

半夏:"二十五味,诸药之精"未记载半夏。半夏在本方泻心以防太过并助合化,故当味苦。

白蔹浆:"二十五味,诸药之精"未记载白蔹浆。白蔹浆合瓜蒌、薤白泻我克者(肺金),故当味酸;又"心苦缓,急食酸以收之",白蔹浆味酸可缓心之苦。

枳实:枳实味酸,顺肺之用,故可补肺。

厚朴:厚朴味咸,逆肺之用,故可泻肺。白蔹浆、枳实、厚朴、瓜蒌、薤白泻我克者(肺金)。

桂枝:桂枝味辛,逆脾之用,故可泻脾,桂枝合味酸且甘的白蔹浆补我生者(脾土)。

阳进为补,其数7,火数也:补法为阳进,阳进为顺时针用药,涉及我克者(肺金)和我生者(脾土)。大补心汤除了要补本脏(心火),还要泻我克者(肺金),用白蔹浆、枳实、厚朴、瓜蒌、薤白;还要补我生者(脾土),用桂枝、白蔹浆。共用7味药,火数也。

名称:大补心汤,补心之大剂,涉及本脏、我克者(肺金)和我生者(脾土)。

小泻心汤(第二方)

原文

治胸腹支满,心中跳动不安者方:

黄连　黄芩　大黄(各三两)

上三味,以麻沸汤三升,渍一食顷,绞去滓,顿服。

图示(图 5-2-9)

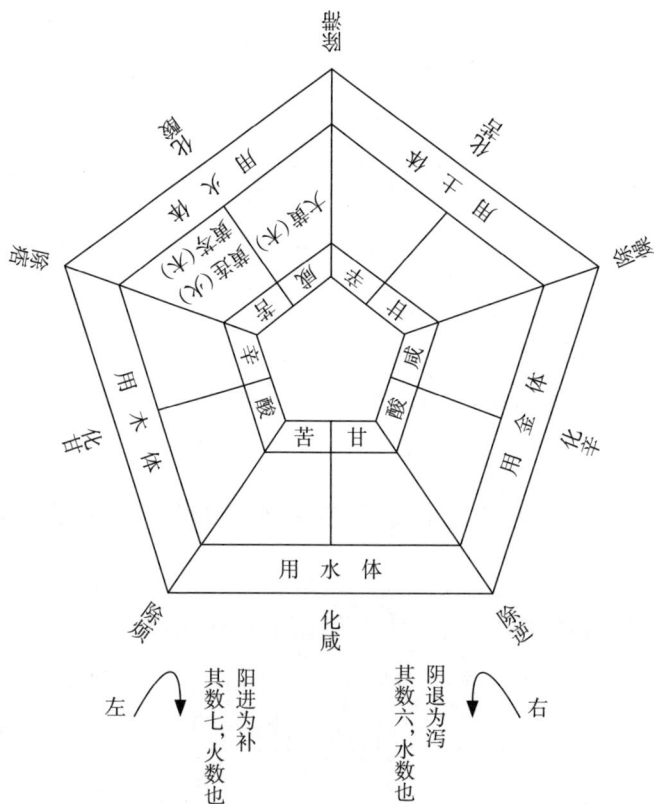

图 5-2-9　小泻心汤(第二方)图

图解

主治："胸腹支满,心中跳动不安者"。陶曰:"邪在心,则病心中痛,善悲,是眩仆,视有余不足而调之",又云:"诸邪在心者,皆心胞代受,故证如是"。邪入心包,故胸腹支满,心中跳动不安。

君臣佐使:经云:"主于补泻者为君,数量同于君而非主故为臣,从于佐监者为佐使。"方中黄连主于泻心,为君药;黄芩泻心而非主,故为臣药;大黄补心以防太过并助合化,从于佐监,是为佐使药。

黄连:黄连味苦,逆心之用,故可泻心;又黄连为苦火,直入心,是为泻心之君药。

黄芩:黄芩味苦,逆心之用,故可泻心,为臣。黄连、黄芩配伍,为泻心保邪气之定法。

大黄:大黄味咸,顺心之用,故可补心,以防泻心太过并助合化,从于佐监,是为佐使药。

名称:小泻心汤,大泻心汤之半数,只于本脏用药,不涉他脏。

大泻心汤(第二方)

原文

治心中怔忡不安,胸膺痞懑,口中苦,舌上生疮,面赤如新妆,或吐血,衄血,下血者方:

黄连　黄芩　芍药(各三两)　干姜(炮)　甘草(炙)　大黄(各一两)

上六味,以水五升,煮取二升,温分再服,日二。

图示(图 5-2-10)

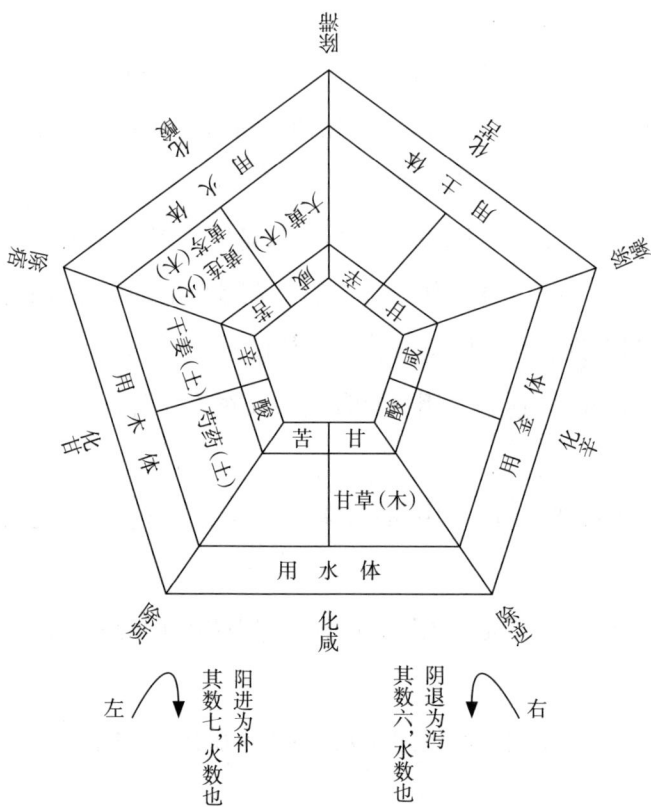

图 5-2-10　大泻心汤（第二方）图

图解

主治:"心中怔忡不安,胸膺痞懑,口中苦,舌上生疮,面赤如新妆,或吐血,衄血,下血者"。陶曰:"邪在心,则病心中痛,善悲,是眩仆,视有余不足而调之",又云:"诸邪在心者,皆心胞代受,故证如是"。邪入心包,故心中怔忡不安,胸膺痞懑;心火上炎则口中苦,舌上生疮,面赤如新妆;血者,心所主,热迫血行,则或吐血,衄血,下血。

君臣佐使:经云:"主于补泻者为君,数量同于君而非主故为臣,从于佐监者为佐使。"方中黄连主于泻心,为君药;黄芩泻心而非主,故为臣药;大黄补心以防太过并助合化,芍药合干姜泻生我者(肝木),甘草合黄连、黄芩补克我者(肾水),皆从于佐监,是为佐使药。

黄连:黄连味苦,逆心之用,故可泻心;又黄连为苦火,直入心,是为泻心之君药。

黄芩:黄芩味苦,逆心之用,故可泻心,为臣。黄连、黄芩配伍,为泻心保邪气之定法。

大黄:大黄味咸,顺心之用,故可补心,以防泻心太过并助合化,从于佐监,是为佐使药。

芍药:芍药味酸,逆肝之用,故可泻肝(生我者)。

干姜:干姜味辛,顺肝之用,故可补肝,干姜用量为芍药三分之一,干姜合芍药泻生我者(肝木);又干姜与黄连、黄芩配伍,苦辛除痞。

甘草:甘草味甘,逆肾之用,故可泻肾,甘草合黄连、黄芩补克我者(肾水)。

阴退为泻,其数6,水数也:泻法为阴退,阴退为逆时针用药,涉及生我者(肝木)和克我者(肾水)。除了要泻本脏(心火),还要泻生我者(肝木),用芍药、干姜;还要补克我者(肾水),用黄连、黄芩、甘草。共用6味药,水数也。

名称:大泻心汤,在小泻心汤的基础上增加3味药,泻生我者(肝木),补克我者(肾水)。

小补心汤(第二方)

原文

治血气虚少,心中动悸,时悲泣,烦躁,汗出,气噫,脉[时]结者方:
代赭石(烧赤,以酢淬三次,打) 旋覆花 竹叶(各二两) 豉(一两)
上方四味,以水八升,煮取三升,温服一升,日三服,怔惊不安者,加代赭石,为四两半;烦热汗出者,去豉,加竹叶至四两半,身热还用豉;心中窒痛者,加豉至四两半;气苦少者,加甘草三两;心下痞满者,去豉,加人参一两半;胸中冷而多唾者,加干姜一两半;咽中介介塞者,加旋覆花至四两半。

图示(图 5-2-11)

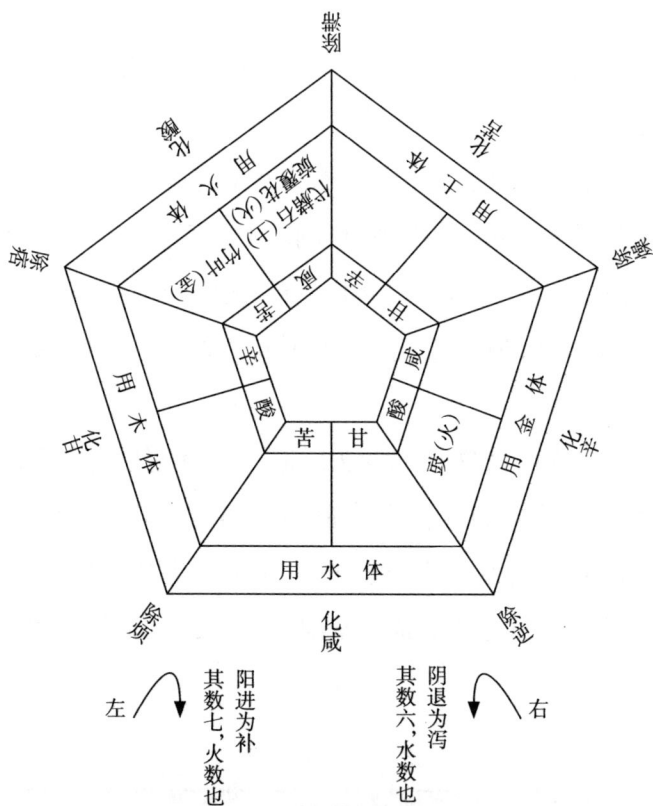

图 5-2-11　小补心汤(第二方)图

图解

主治:"血气虚少,心中动悸,时悲泣,烦躁,汗出,气噎,脉[时]结者"。

陶云:"邪在心,则病心中痛,善悲,是眩仆,视有余不足而调之",又云:"诸邪在心者,皆心胞代受,故证如是"。邪入心包,耗伤气血,故血气衰少,心中动悸,脉结,时悲泣;邪气在心故烦躁;虚则气逆,故汗出,气噫。

君臣佐使:经云:"主于补泻者为君,数量同于君而非主故为臣,从于佐监者为佐使。"方中旋覆花主于补心,为君药;代赭石补心而非主,故为臣药;竹叶泻心以防太过并助合化,豆豉合旋覆花、代赭石泻我克者(肺金),皆从于佐监,是为佐使药。

旋覆花:旋覆花味咸,顺心之用,故可补心;又旋覆花为咸火,直入心,是为补心之君药。

代赭石:"二十五味,诸药之精"未记载代赭石。代赭石合旋覆花补心,故当味咸。

竹叶:竹叶味苦,逆心之用,故可泻心,以防补心太过并助合化,从于佐监,是为佐使药。

豆豉:豆豉味酸,顺肺之用,故可补肺,豆豉合旋覆花、代赭石泻我克者(肺金);又"心苦缓,急食酸以收之",豆豉味酸可缓心之苦。

阳进为补:补法为阳进,阳进为顺时针用药,涉及我克者(肺金)。小补心汤除了要补本脏(心火),还要泻我克者(肺金),用旋覆花、代赭石、豆豉。

加减:怔惊不安者,心虚也,故加代赭石补心;烦热汗出者,邪盛也,故去豉,加竹叶泻心,身热汗不出者,热郁也,故还用豉;心中窒痛者,热郁也,故加豉;气苦少者,脾虚也,故加甘草补我生者(脾土);心下痞满者,脾虚也,故去豉,加人参补我生者(脾土);胸中冷而多唾者,脾实也,故加干姜泻脾;咽中介介塞者,心虚气逆也,故加旋覆花补心。

名称:小补心汤,补心之小剂,涉及本脏和我克者(肺金),不涉及我生者(脾土)。

大补心汤（第二方）

原文

治心中虚烦，懊怵不安，怔忡如车马惊，饮食无味，干呕，气噫，时或多唾，其人脉结而微者方：

代赭石（烧赤，入酢中淬三次，打）　旋覆花　竹叶（各三两）　豉　人参　甘草（炙）　干姜（各一两）

上方七味，以水一斗，煮取四升，温服一升，日三夜一服。

图示（图 5-2-12）

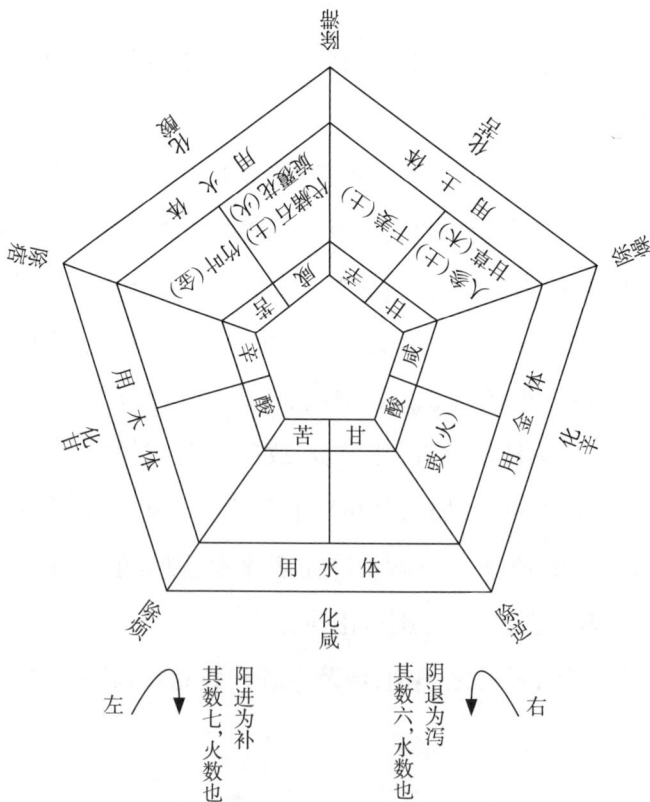

图 5-2-12　大补心汤（第二方）图

图解

主治："心中虚烦,懊怔不安,怔忡如车马惊,饮食无味,干呕,气噫,时或多唾,其人脉结而微者"。陶云:"邪在心,则病心中痛,善悲,是眩仆,视有余不足而调之",又云:"诸邪在心者,皆心胞代受,故证如是"。邪入心包,耗伤气血,故心中虚怔忡如车马惊,脉结而微;邪气在心故烦,懊怔不安;虚则气逆,故干呕,气噫;心火不生脾土,故饮食无味,时或多唾。

君臣佐使:经云:"主于补泻者为君,数量同于君而非主故为臣,从于佐监者为佐使。"方中旋覆花主于补心,为君药;代赭石补心而非主,故为臣药;竹叶泻心以防太过并助合化,豆豉合旋覆花、代赭石泻我克者(肺金);人参、甘草合干姜,补我生者(脾土),皆从于佐监,是为佐使药。

旋覆花:旋覆花味咸,顺心之用,故可补心;又旋覆花为咸火,直入心,是为补心之君药。

代赭石:"二十五味,诸药之精"未记载代赭石。代赭石合旋覆花补心,故当味咸。

竹叶:竹叶味苦,逆心之用,故可泻心,以防补心太过并助合化,从于佐监,是为佐使药。

豆豉:豆豉味酸,顺肺之用,故可补肺,豆豉合旋覆花、代赭石泻我克者(肺金);又"心苦缓,急食酸以收之",豆豉味酸可缓心之苦。

人参:人参味甘,顺脾之用,故可补脾。

甘草:甘草味甘,顺脾之用,故可补脾。

干姜:干姜味辛,逆脾之用,故可泻脾,干姜合人参、甘草补我生者(脾土)。

阳进为补,其数7,火数也:补法为阳进,阳进为顺时针用药,涉及我克者(肺金)和我生者(脾土)。大补心汤除了要补本脏(心火),还要泻我克者(肺金),用旋覆花、代赭石、豆豉;还要补我生者(脾土),用人参、甘草、干姜。共用7味药,火数也。

名称:大补心汤,补心之大剂,涉及本脏、我克者(肺金)和我生者(脾土)。

小泻脾汤

原文

治脾气实,下利清谷,里寒外热,腹冷,脉微者方:

附子(一枚,炮)　干姜　甘草(炙,各三两)

上三味,以水三升,煮取一升,顿服。

图示(图5-2-13)

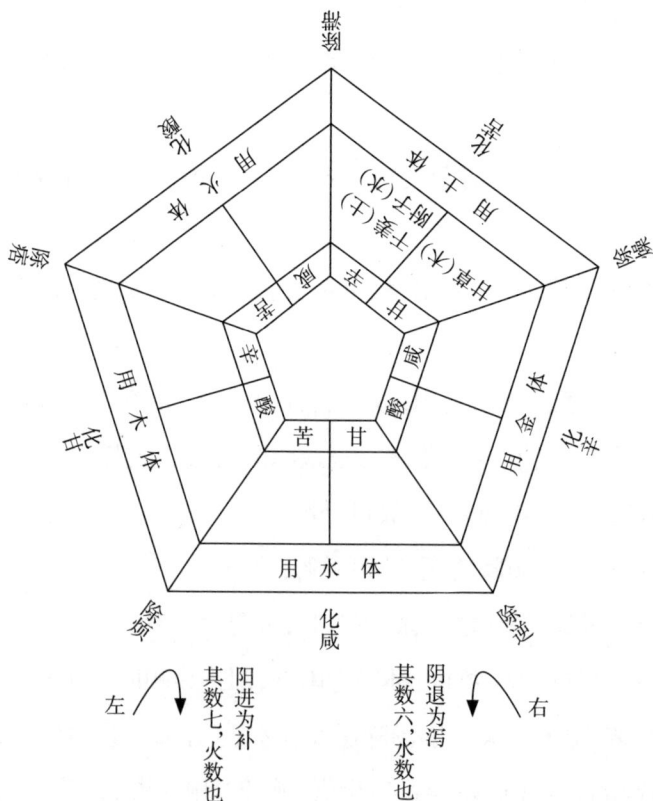

图 5-2-13　小泻脾汤图

图解

主治："治脾气实,下利清谷,里寒外热,腹冷,脉微者"。陶曰:"脾实则腹满,飧泄",下利清谷为必见之证,又当有腹满;寒气在脾,故里寒,腹冷,脉微;脾气实,拒寒气,故外热。

君臣佐使:经云:"主于补泻者为君,数量同于君而非主故为臣,从于佐监者为佐使。"方中干姜主于泻脾,为君药;附子泻脾而非主,故为臣药;甘草补脾以防太过并助合化,从于佐监,是为佐使药。

干姜:干姜味辛,逆脾之用,故可泻脾;又干姜为辛土,直入脾,是为泻脾之君药。

附子:附子味辛,逆脾之用,故可泻脾,为臣。

甘草:甘草味甘,顺脾之用,故可补脾,以防泻脾太过并助合化,从于佐监,是为佐使药。

名称:小泻脾汤,大泻脾汤之半数,只于本脏用药,不涉他脏。

大泻脾汤

原文

治腹中胀满,干呕不能食,欲利不得,或下利不止者方:

附子(一枚,炮) 干姜(三两)黄芩 大黄 芍药 甘草(炙,各一两)

上方六味,以水五升,煮取二升,温分再服,日二。

图示(图5-2-14)

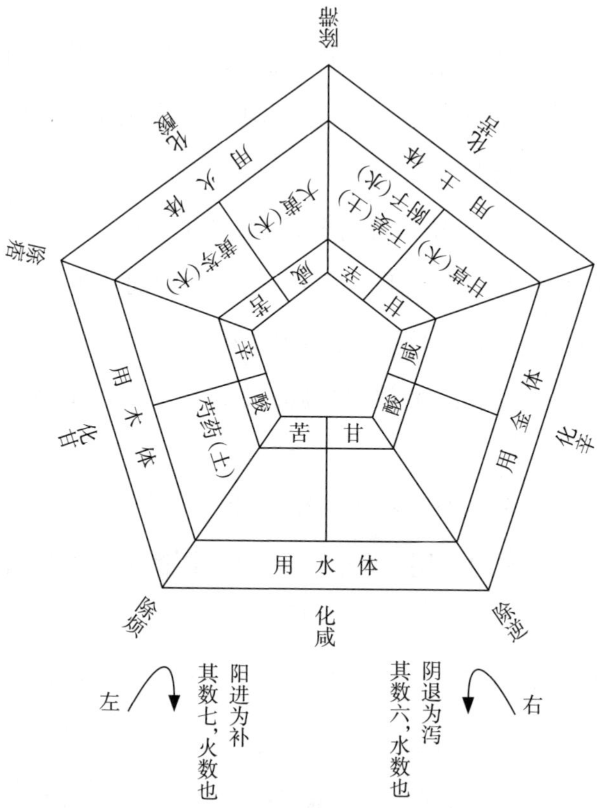

图 5-2-14　大泻脾汤图

图解

主治:"治腹中胀满,干呕不能食,欲利不得,或下利不止"。陶曰:"脾实则腹满,飧泄",腹中胀满,欲利不得,或下利不止为必见之证,寒气在脾,故干呕不能食。

君臣佐使:经云:"主于补泻者为君,数量同于君而非主故为臣,从于佐监者为佐使。"方中干姜主于泻脾,为君药;附子泻脾而非主,故为臣药;甘草补脾以防太过并助合化,黄芩合大黄泻生我者(心火),芍药合干姜、附子补克我者(肝木),皆从于佐监,是为佐使药。

干姜：干姜味辛，逆脾之用，故可泻脾；又干姜为辛土，直入脾，是为泻脾之君药。

附子：附子味辛，逆脾之用，故可泻脾，为臣。

甘草：甘草味甘，顺脾之用，故可补脾，以防泻脾太过并助合化，从于佐监，是为佐使药。

黄芩：黄芩味苦，逆心之用，故可泻心（生我者）。

大黄：大黄味咸，顺心之用，故可补心，大黄合黄芩泻生我者（心火）；又大黄与干姜、附子配伍，辛咸除滞。

芍药：芍药味酸，逆肝之用，故可泻肝，芍药合干姜、附子补克我者（肝木）。

阴退为泻，其数6，水数也：泻法为阴退，阴退为逆时针用药，涉及生我者（心火）和克我者（肝木）。除了要泻本脏（脾土），还要泻生我者（心火），用黄芩、大黄；还要补克我者（肝木），用干姜、附子、芍药。共用6味药，水数也。

名称：大泻肝汤，在小泻肝汤的基础上增加3味药，泻生我者（心火），补克我者（肝木）。

小补脾汤

原文

治饮食不化，时自吐利，吐利已，心中苦饥；或心下痞满，脉微，无力，身重，足痿，善转筋者方：

人参　甘草（炙）　干姜（各三两）　白术（一两）

上四味，以水八升，煮取三升，分三服，日三。若脐上筑动者，去术，加桂四两；吐多者，去术，加生姜三两；下多者，仍用术；心中悸者加茯苓一两；渴欲饮者，加术至四两半；腹中满者，去术，加附子，一枚，炮；腹中痛者，加人参一两;寒者,加干姜一两。

图示(图 5-2-15)

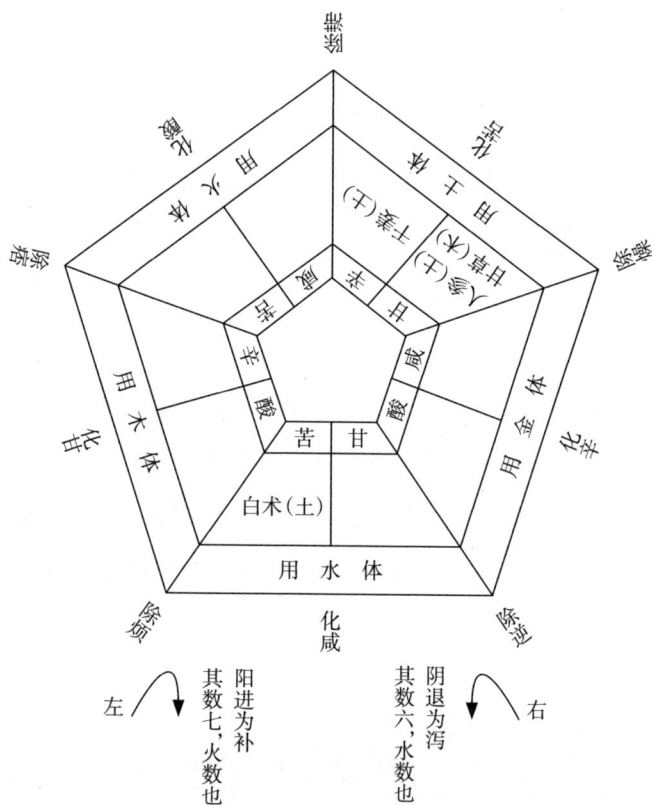

图 5-2-15　小补脾汤图

图解

主治:"治饮食不化,时自吐利,吐利已,心中苦饥;或心下痞满,脉微,无力,身重,足痿,善转筋者"。陶曰:"脾病者,必腹满肠鸣,溏泻,食不化;虚则身重,苦饥,肉痛,足痿不收,行善瘛,脚下痛",脾虚且寒,则饮食不化,时自吐利,吐利已,心中苦饥;脾虚且湿,则心下痞满,脉微,无力,身重,足痿,善转筋。

君臣佐使:经云:"主于补泻者为君,数量同于君而非主故为臣,从于佐监者为佐使。"方中人参主于补脾,为君药;甘草补脾而非主,故为臣药;干姜泻脾以防太过并助合化,白术合人参、甘草泻我克者(肾水),皆从于佐监,是为佐使药。

人参:人参味甘,顺脾之用,故可补脾;又人参为甘土,直入脾,是为补脾之君药。

甘草:甘草味甘,顺脾之用,故可补脾,为臣。

干姜:干姜味辛,逆脾之用,故可泻脾,以防补脾太过并助合化,从于佐监,是为佐使药。

白术:白术味苦,顺肾之用,故可补肾,白术合人参、甘草泻我克者(肾水)。

阳进为补:补法为阳进,阳进为顺时针用药,涉及我克者(肾水)。小补脾汤除了要补本脏(脾土),还要泻我克者(肾水),用人参、甘草、白术。

加减:脐上筑动者,肝虚恐惧也,故去术,加桂补肝;吐多者,脾实也,故去术,加生姜泻脾;下多者,肾虚也,故仍用术补肾;心中悸者,脾虚水溢也,故加茯苓补脾;渴欲饮者,肾虚也,故加术补肾;腹中满者,脾实也,故去术,加附子泻脾;腹中痛者,脾虚也,故加人参补脾;腹中寒者,脾实也,故干姜泻脾。

名称:小补脾汤,补脾之小剂,涉及本脏和我克者(肾水),不涉及我生者(肺金)。

大补脾汤

原文

治脾气大疲,饮食不化,呕吐下利,其人枯瘦如柴,立不可动转,口中苦干渴,汗出,气急,脉微而结者方:

人参　甘草(炙,各三两)　干姜(三两)　白术　麦门冬　五味子　旋覆花(各一两)

上七味,以水一斗煮取四升,温分四服,日三夜一服。

图示(图5-2-16)

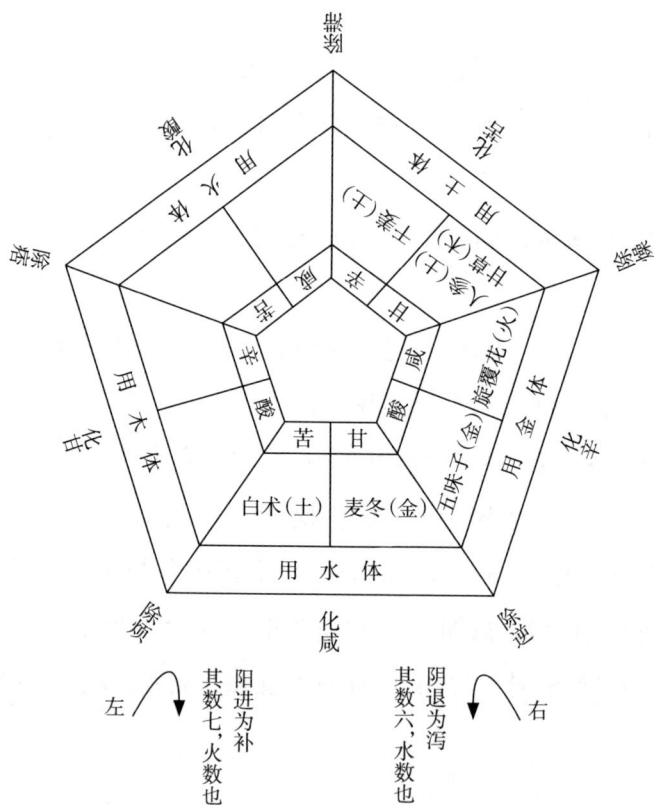

图5-2-16　大补脾汤图

图解

　　主治:"治脾气大疲,饮食不化,呕吐下利,其人枯瘦如柴,立不可动转,口中苦干渴,汗出,气急,脉微而结者"。陶曰:"脾病者,必腹满肠鸣,溏泻,食不化；虚则身重，苦饥，肉痛，足痿不收，行善瘈，脚下痛"，脾大虚，则神疲乏力，饮食不化，呕吐下利；脾虚不生肌肉，则其人枯瘦如柴，立不可动转；脾气不升，津不上承，则口中苦干渴；脾虚不收，则汗出；脾土不生肺金，则气急；脾气大疲，则脉微而结。

君臣佐使：经云："主于补泻者为君，数量同于君而非主故为臣，从于佐监者为佐使。"方中人参主于补脾，为君药；甘草补脾而非主，故为臣药；干姜泻脾以防太过并助合化，白术合麦冬、人参、甘草泻我克者（肾水），五味子、旋覆花补我生者（肺金）；皆从于佐监，是为佐使药。

人参：人参味甘，顺脾之用，故可补脾；又人参为甘土，直入脾，是为补脾之君药。

甘草：甘草味甘，顺脾之用，故可补脾，为臣。

干姜：干姜味辛，逆脾之用，故可泻脾，以防补脾太过并助合化，从于佐监，是为佐使药。

白术：白术味苦，顺肾之用，故可补肾，白术合人参、甘草泻我克者（肾水）。

麦冬：麦冬味甘，逆肾之用，故可泻肾，白术合麦冬、人参、甘草泻我克者（肾水）。

五味子：五味子味酸，顺肺之用，故可补肺。

旋覆花：旋覆花味咸，逆肺之用，故可泻肺，旋覆花合五味子补我生者（肺金）。

阳进为补，其数7，火数也：补法为阳进，阳进为顺时针用药，涉及我克者（肾水）和我生者（肺金）。大补脾汤除了要补本脏（脾土），还要泻我克者（肾水），用白术、麦冬、人参、甘草；还要补我生者（肺金），用五味子、旋覆花。共用7味药，火数也。

名称：大补脾汤，补脾之大剂，涉及本脏、我克者（肾水）和我生者（肺金）。

小泻肺汤

原文

治咳喘上气,胸中迫满,不可卧者方:

葶苈子(熬黑,捣如泥) 大黄 芍药(各三两)

上三味,以水三升,煮取二升,温分再服,喘定止后服。

图示(图 5-2-17)

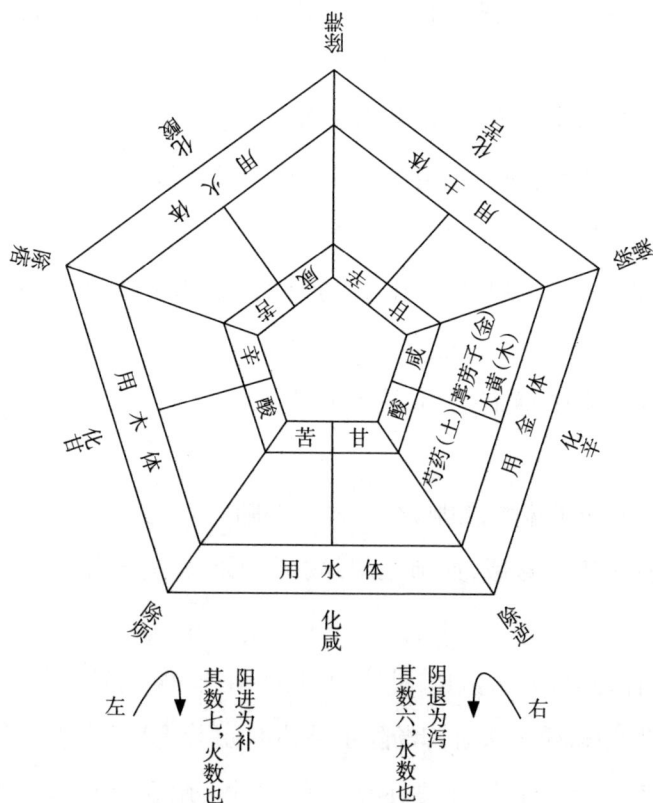

图 5-2-17 小泻肺汤图

图解

主治："治咳喘上气,胸中迫满,不可卧者"。陶曰："肺病者,必咳喘逆气,肩息,背痛,汗出憎风;虚则胸中痛,少气,不能报息,耳聋,咽干",咳喘上气为必见之证,重则胸中迫满,不可卧。

君臣佐使:经云:"主于补泻者为君,数量同于君而非主故为臣,从于佐监者为佐使。"方中葶苈子主于泻肺,为君药;大黄泻肺而非主,故为臣药;芍药补肺以防太过并助合化,从于佐监,是为佐使药。

葶苈子:"二十五味,诸药之精"未记载葶苈子。葶苈子为本方泻肺之君药,故当味咸。

大黄:大黄味咸,逆肺之用,故可泻肺,为臣。

芍药:芍药味酸,顺肺之用,故可补肺,以防泻肺太过并助合化,从于佐监,是为佐使药。

名称:小泻肺汤,大泻肺汤之半数,只于本脏用药,不涉他脏。

大泻肺汤

原文

治胸中有痰涎,喘不得卧,大小便闭,身面肿,迫满,欲得气利者方:

葶苈子(熬) 大黄 芍药(各三两) 甘草(炙) 黄芩 干姜(各一两)

上六味,以水五升,煮取二升,温分再服,日二服。

图示(图5-2-18)

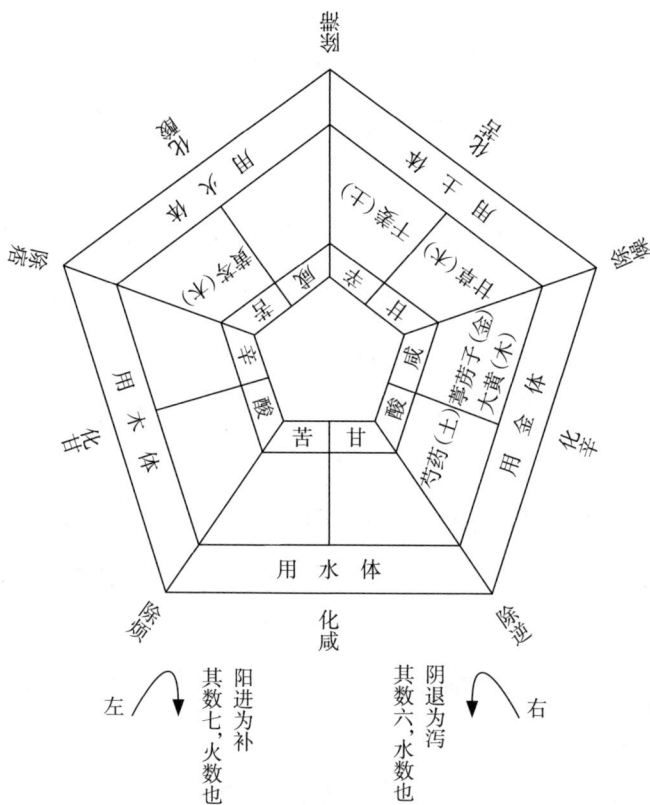

图 5-2-18　大泻肺汤图

图解

主治:"治胸中有痰涎,喘不得卧,大小便闭,身面肿,迫满,欲得气利者"。陶曰:"肺病者,必咳喘逆气,肩息,背痛,汗出憎风;虚则胸中痛,少气,不能报息,耳聋,咽干",喘不得卧、迫满为必见之证;肺气不通,故大小便闭,痰饮停聚,则胸中有痰涎,身面肿。

君臣佐使:经云:"主于补泻者为君,数量同于君而非主故为臣,从于佐监者为佐使。"方中葶苈子主于泻肺,为君药;大黄泻肺而非主,故为臣药;芍药补肺以防太过并助合化,干姜合甘草泻生我者(脾土),黄芩合葶苈子、大黄补克我者(心火),皆从于佐监,是为佐使药。

葶苈子:"二十五味,诸药之精"未记载葶苈子。葶苈子为本方泻肺之君药,故当味咸。

大黄:大黄味咸,逆肺之用,故可泻肺,为臣。

芍药:芍药味酸,顺肺之用,故可补肺,以防泻肺太过并助合化,从于佐监,是为佐使药。

干姜:干姜味辛,逆脾之用,故可泻脾(生我者);又"肺苦气上逆,急食辛以散之,开腠理以通气也",干姜味辛可缓肺苦。

甘草:甘草味甘,顺脾之用,故可补脾,干姜合甘草泻生我者(脾土)。

黄芩:黄芩味苦,逆心之用,故可泻心,黄芩合葶苈子、大黄补克我者(心火)。

阴退为泻,其数6,水数也:泻法为阴退,阴退为逆时针用药,涉及生我者(脾土)和克我者(心火)。除了要泻本脏(肺金),还要泻生我者(脾土),用干姜、甘草;还要补克我者(心火),用葶苈子、大黄、黄芩。共用6味药,水数也。

名称:大泻肝汤,在小泻肝汤的基础上增加3味药,泻生我者(脾土),补克我者(心火)。

小补肺汤

原文

治汗出口渴,少气不足息,胸中痛,脉虚者方:

麦门冬　五味子　旋覆花(各三两)　细辛(一两)

上四味,以水八升,煮取三升,每服一升,日三服。若胸中烦热者,去细辛,加海蛤一两;若闷痛者,加细辛一两;咳痰不出,脉结者,倍旋覆花为六两;若眩冒者,去细辛,加泽泻一两;咳而吐血者,倍麦门冬为六两;若烦渴者,去细辛,加粳米半升;涎多者,仍用细辛,加半夏半升,洗。

图示(图5-2-19)

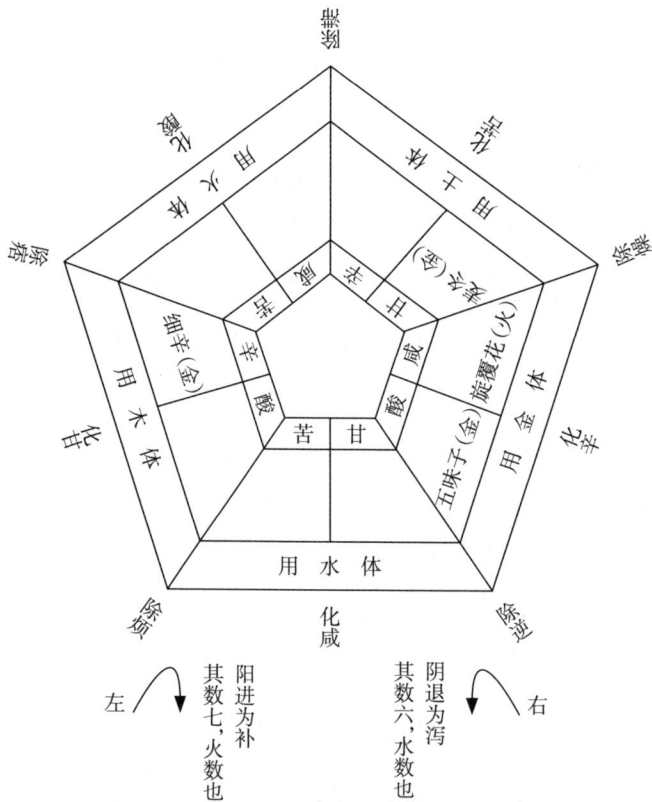

图5-2-19 小补肺汤图

图解

主治:"汗出口渴,少气不足息,胸中痛,脉虚者"。陶曰:"肺病者,必咳喘逆气,肩息,背痛,汗出憎风;虚则胸中痛,少气,不能报息,耳聋,咽干",少气不足息、脉虚为必见之证;肺虚不固则汗出;肺虚阴伤则口渴;虚气留滞则胸中痛。

君臣佐使:经云:"主于补泻者为君,数量同于君而非主故为臣,从于佐监者为佐使。"方中五味子主于补肺,为君药;麦冬培土生金而非主,故为臣药;旋覆花泻肺以防太过并助合化,细辛合五味子泻我克者(肝木),皆从于佐监,是为佐使药。

五味子:五味子味酸,顺肺之用,故可补肺;又五味子为酸金,直入肺,是为补肺之君药。

麦冬:麦冬味甘,顺脾之用,故可补脾,培土生金,为臣。

旋覆花:旋覆花味咸,逆肺之用,故可泻肺,以防补肺太过并助合化,从于佐监,是为佐使药。

细辛:细辛味辛,顺肝之用,故可补肝,细辛合五味子泻我克者(肝木)。

阳进为补:补法为阳进,阳进为顺时针用药,涉及我克者(肝木);还涉及生我者(脾土)。小补肺汤除了要补本脏(肺金),还要泻我克者(肝木),用五味子、细辛;麦冬培土生金,属于逆时针用药,在补法中为特例。

加减:胸中烦热者,有痰热也,故去细辛,加海蛤化痰清热;闷痛者,肺气不宣也,故加细辛宣肺;咳痰不出者,脉结者,痰滞也,故倍旋覆花行气化痰;眩冒者,有水饮也,故去细辛,加泽泻利水;咳而吐血者,虚热伤络也,故倍麦门冬滋阴清热;烦渴者,胃热也,故去细辛,加粳米养胃;涎多者,湿气也,故仍用细辛,加半夏燥湿化痰。

名称:小补肺汤,补肺之小剂,涉及本脏和我克者(肝木),还涉及生我者(脾土)为特例;不涉及我生者(肾水)。

大补肺汤

原文

治烦热汗出,少气不足息,口干,耳聋,脉虚而快者方:

麦门冬　五味子　旋覆花(各三两)　细辛(一两)　地黄　竹叶　甘草(各一两)

上七味,以水一斗,煮取四升,温分四服,日三夜一服。

图示(图 5-2-20)

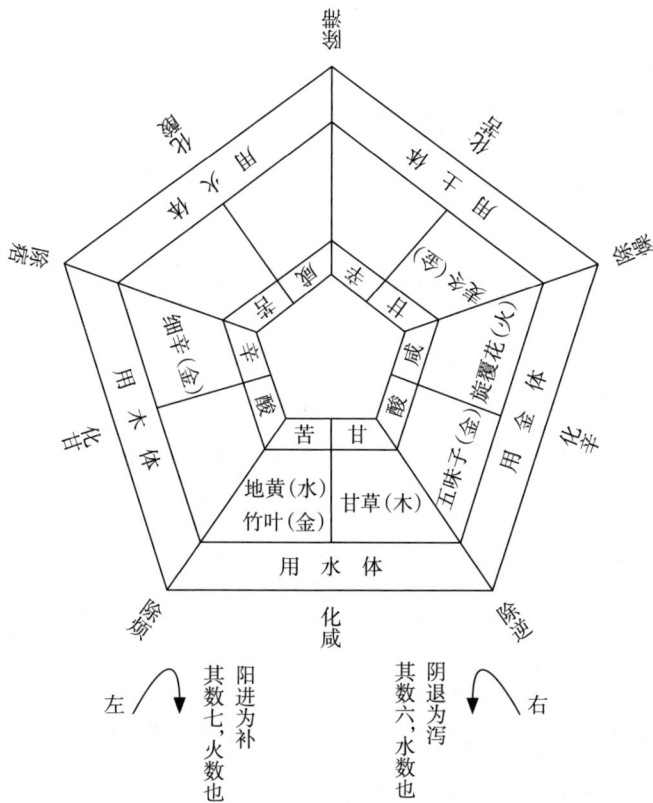

图 5-2-20　大补肺汤图

图解

主治:"烦热汗出,少气不足息,口干,耳聋,脉虚而快者"。陶曰:"肺病者,必咳喘逆气,肩息,背痛,汗出憎风;虚则胸中痛,少气,不能报息,耳聋,咽干",少气不足息、脉虚为必见之证;肺虚不固则汗出;肺虚阴伤则口干,甚则烦热;清气不升则耳聋;虚热内扰则脉快。

君臣佐使:经云:"主于补泻者为君,数量同于君而非主故为臣,从于佐监者为佐使。"方中五味子主于补肺,为君药;麦冬培土生金而非主,故为臣药;旋覆花泻肺以防太过并助合化,细辛合五味子泻我克者(肝木);地黄、竹叶、甘草补我生者(肾水);皆从于佐监,是为佐使药。

五味子:五味子味酸,顺肺之用,故可补肺;又五味子为酸金,直入肺,是为补肺之君药。

麦冬:麦冬味甘,顺脾之用,故可补脾,培土生金,为臣。

旋覆花:旋覆花味咸,逆肺之用,故可泻肺,以防补肺太过并助合化,从于佐监,是为佐使药。

细辛:细辛味辛,顺肝之用,故可补肝,细辛合五味子泻我克者(肝木)。

地黄:地黄味苦,顺肾之用,故可补肾。

竹叶:竹叶味苦,顺肾之用,故可补肾。

甘草:甘草味甘,逆肾之用,故可泻肾,甘草合地黄、竹叶补我生者(肾水)。

阳进为补,其数7,火数也:补法为阳进,阳进为顺时针用药,涉及我克者(肝木);还涉及生我者(脾土,特例)。大补肺汤除了要补本脏(肺金),还要泻我克者(肝木),用五味子、细辛;麦冬培土生金,属于逆时针用药,在补法中为特例;还要补我生者(肾水),用地黄、竹叶、甘草。共用7味药,火数也。

名称:大补肺汤,补肺之大剂,涉及本脏、我克者(肝木)和我生者(肾水);还涉及生我者(脾土,特例)。

小泻肾汤

原文

治小便赤少,少腹满,时足胫肿者方:

茯苓 甘草 黄芩(各三两)

上三味,以水三升,煮取一升,顿服。

图示(图 5-2-21)

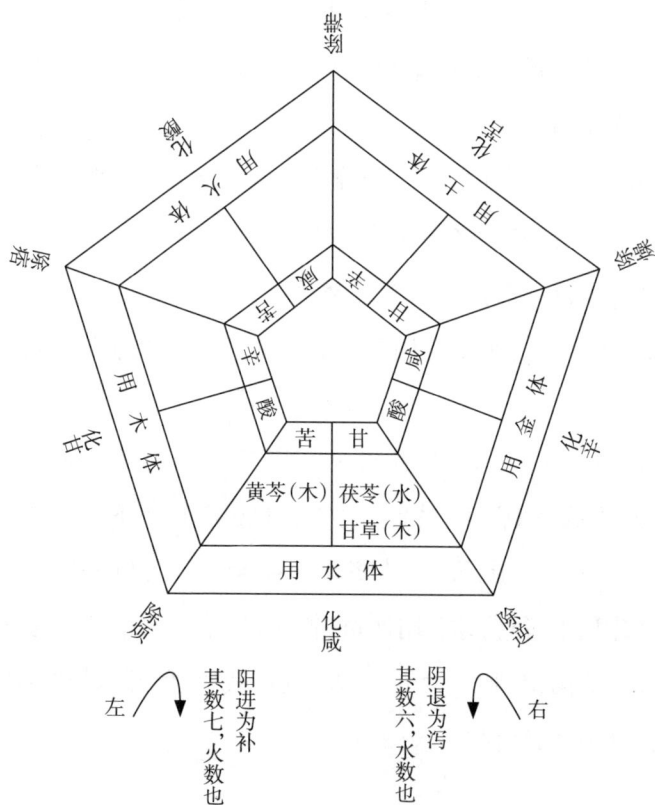

图 5-2-21 小泻肾汤图

图解

主治:"小便赤少,少腹满,时足胫肿者"。陶曰:"肾气虚则厥逆,实则腹满,面色正黑,泾溲不利",小便赤少,少腹满为必见之证;陶曰:"肾病者,必腹大胫肿,身重,嗜寝",故当有时足胫肿。

君臣佐使:经云:"主于补泻者为君,数量同于君而非主故为臣,从于佐监者为佐使。"方中茯苓主于泻肾,为君药;甘草泻肾而非主,故为臣药;黄芩补肾以防太过并助合化,从于佐监,是为佐使药。

茯苓:茯苓味甘,逆肾之用,故可泻肾;又茯苓为甘水,直入肾,是为泻肾之君药。

甘草:芍药味甘,逆肾之用,故可泻肾,为臣。

黄芩:黄芩味苦,顺肾之用,故可补肾,以防泻肾太过并助合化,从于佐监,是为佐使药。

名称:小泻肾汤,大泻肾汤之半数,只于本脏用药,不涉他脏。

大泻肾汤

原文

治小便赤少,是溺血,少腹迫满而痛,腰如折,耳鸣者方:

茯苓　甘草　大黄　黄芩(各三两)　芍药　干姜(各一两)

上方六味,以水五升,煮取二升,日二温服。

图示(图 5-2-22)

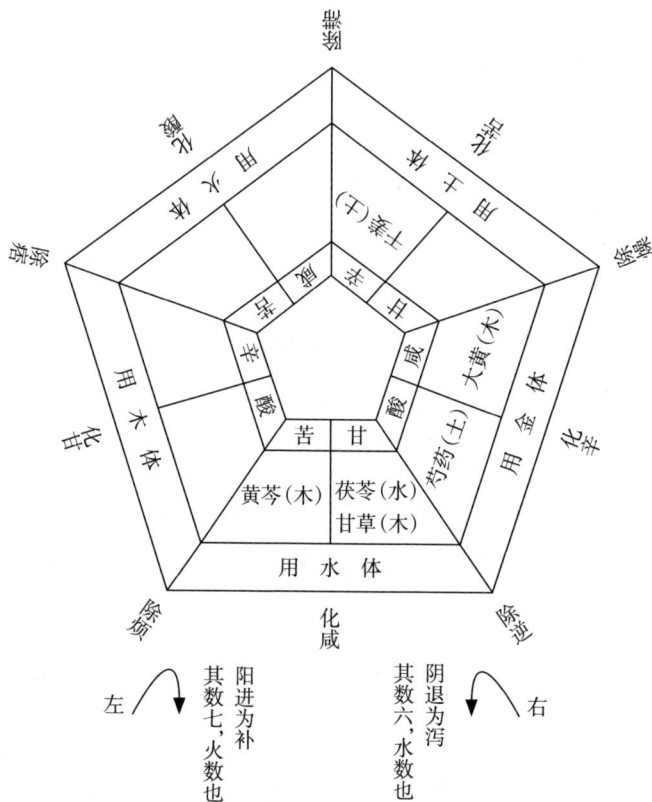

图 5-2-22　大泻肾汤图

图解

主治："小便赤少,是溺血,少腹迫满而痛,腰如折,耳鸣者"。陶曰："肾气虚则厥逆,实则腹满,面色正黑,泾溲不利",小便赤少,少腹满为必见之证,重则溺血,少腹迫满而痛;腰者肾之府,故腰如折;肾开窍于耳,故耳鸣。

君臣佐使:经云："主于补泻者为君,数量同于君而非主故为臣,从于佐监者为佐使。"方中茯苓主于泻肾,为君药;甘草泻肾而非主,故为臣药;黄芩补肾以防太过并助合化,大黄合芍药泻生我者(肺金),干姜合茯苓、甘草补克我者(脾土),皆从于佐监,是为佐使药。

茯苓：茯苓味甘，逆肾之用，故可泻肾；又茯苓为甘水，直入肾，是为泻肾之君药。

甘草：芍药味甘，逆肾之用，故可泻肾，为臣。

黄芩：黄芩味苦，顺肾之用，故可补肾，以防泻肾太过并助合化，从于佐监，是为佐使药。

大黄：大黄味咸，逆肺之用，故可泻肺(生我者)。

芍药：芍药味酸，顺肺之用，故可补肺，芍药用量为大黄三分之一，大黄合芍药泻生我者(肺金)。

干姜：干姜味辛，逆脾之用，故可泻脾，干姜合茯苓、甘草补克我者(脾土)。

阴退为泻，其数6，水数也：泻法为阴退，阴退为逆时针用药，涉及生我者(肺金)和克我者(脾土)。除了要泻本脏(肝木)，还要泻生我者(肺金)，用大黄、芍药；还要补克我者(脾土)，用茯苓、甘草、干姜。共用6味药，水数也。

名称：大泻肾汤，在小泻肾汤的基础上增加3味药，泻生我者(肺金)，补克我者(脾土)。

小补肾汤

原文

治虚劳失精，腰痛，骨蒸羸瘦，脉快者方：

地黄　竹叶　甘草(各三两)　泽泻(一两)

上四味，以水八升，煮取三升，日三服。若小便血者，去泽泻，加地榆一两；若大便见血者，去泽泻，加伏龙肝如鸡子大；若苦遗精者，易生地黄为熟地黄；若小便冷，茎中痛，倍泽泻为二两；少腹苦迫急者，去泽泻，加牡丹皮一两；小便不利者，仍用泽泻；心烦者，加竹叶；腹中热者，加栀子十四枚，打。

图示(图 5-2-23)

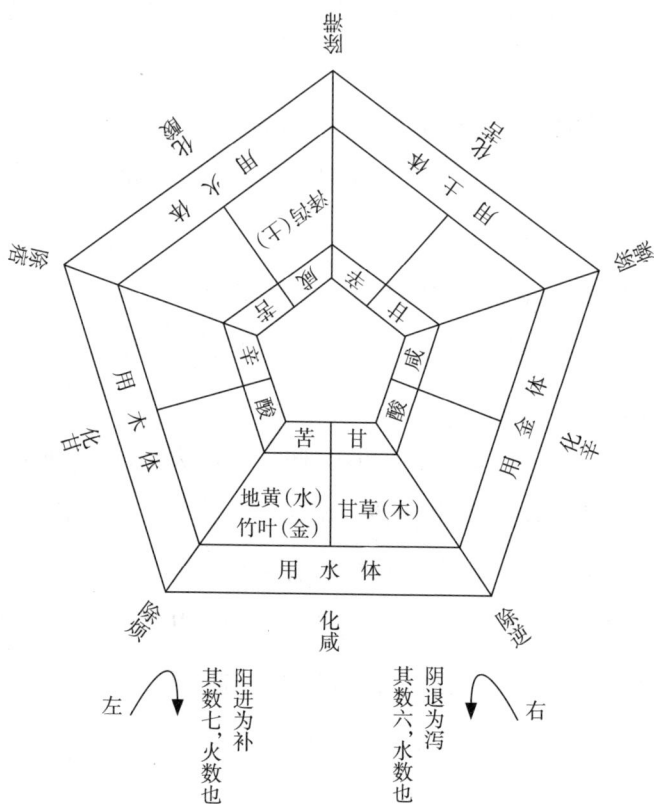

图 5-2-23　小补肾汤图

图解

　　主治："虚劳失精,腰痛,骨蒸羸瘦,脉快者"。陶曰:"肾病者,必腹大胫肿,身重,嗜寝;虚则腰中痛,大腹小腹痛,尻阴股膝挛,胻足皆痛",腰痛为必见之证;虚劳失精者,病因也;骨蒸羸瘦,脉快者,阴虚内热也。

　　君臣佐使:经云:"主于补泻者为君,数量同于君而非主故为臣,从于佐监者为佐使。"方中地黄主于补肾,为君药;竹叶补肾而非主,故为臣药;五甘草泻肾以防太过并助合化,泽泻合地黄、竹叶泻我克者(心火),皆从于佐监,是为佐使药。

地黄:地黄味苦,顺肾之用,故可补肾;又地黄为苦水,直入肾,是为补肾之君药。

竹叶:竹叶味苦,顺肾之用,故可补肾,为臣。

甘草:甘草味甘,逆肾之用,故可泻肾,以防补肾太过并助合化,从于佐监,是为佐使药。

泽泻:泽泻味咸,顺心之用,故可补心,泽泻合地黄、竹叶泻我克者(心火)。

阳进为补:补法为阳进,阳进为顺时针用药,涉及我克者(心火)。小补肾汤除了要补本脏(肾水),还要泻我克者(心火),用地黄、竹叶、泽泻。

加减:小便血者,心火也,故去泽泻,加地榆泻火凉血;大便见血者,脾虚也,故去泽泻,加伏龙肝补脾摄血;苦遗精者,肾精不固也,故易生地黄为熟地黄大补肾精;小便冷,茎中痛者,心火式微也,故倍泽泻咸以补心;少腹苦迫急者,瘀血阻滞也,去泽泻,加牡丹皮活血;小便不利者,水气不通也,仍用泽泻利水;心烦者,心火也,加竹叶苦以泻心;腹中热者,郁热也,故加栀子解郁清热。

名称:小补肾汤,补肾之小剂,涉及本脏和我克者(心火),不涉及我生者(肝木)。

大补肾汤

原文

治精气虚少,腰痛,骨痿,不可行走,虚热冲逆,头目眩,小便不利,脉软而快者方:

地黄 竹叶 甘草(各三两) 泽泻 桂枝 干姜 五味子(各一两)

上七味,以长流水一斗,煮取四升,温分四服,日三服夜一服。

图示(图5-2-24)

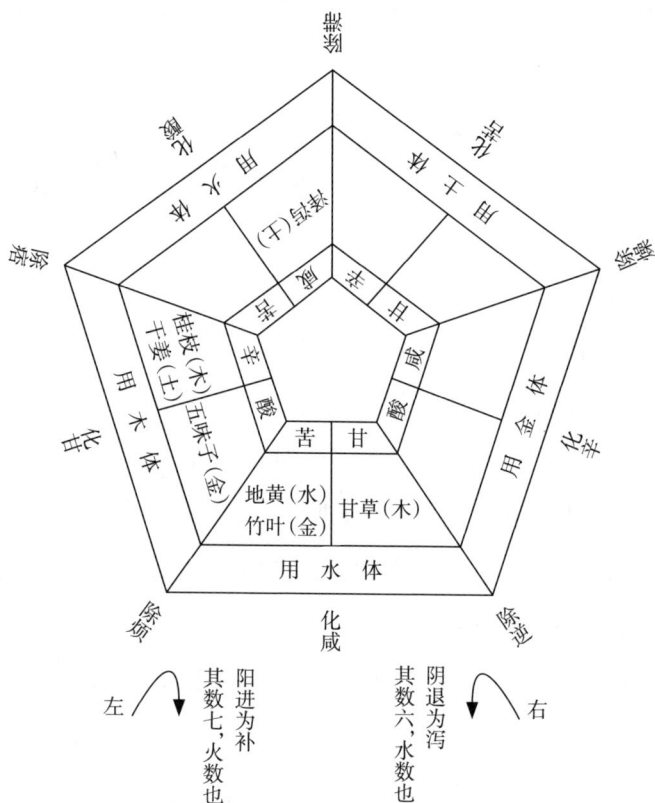

图 5-2-24　大补肾汤图

图解

主治："精气虚少，腰痛，骨痿，不可行走，虚热冲逆，头目眩，小便不利，脉软而快者"。陶曰："肾病者，必腹大胫肿，身重，嗜寝；虚则腰中痛，大腹小腹痛，尻阴股膝挛，胻足皆痛"，腰痛为必见之证，甚则骨痿、不可行走；精气虚少者，精不充则气不足也；头目眩者，肾精亏虚也；小便不利者，肾虚不能气化也；虚热冲逆，脉软而快者，阴虚内热也。

君臣佐使：经云："主于补泻者为君，数量同于君而非主故为臣，从于佐监者为佐使。"方中地黄主于补肾，为君药；竹叶补肾而非主，故为臣药；甘草泻肾以防太过并助合化,泽泻合地黄、竹叶泻我克者(心火);桂枝、干姜、五味子补我生者(肝木);皆从于佐监,是为佐使药。

地黄:地黄味苦,顺肾之用,故可补肾;又地黄为苦水,直入肾,是为补肾之君药。

竹叶:竹叶味苦,顺肾之用,故可补肾,为臣。

甘草:甘草味甘,逆肾之用,故可泻肾,以防补肾太过并助合化,从于佐监,是为佐使药。

泽泻:泽泻味咸,顺心之用,故可补心,泽泻合地黄、竹叶泻我克者(心火)。

桂枝:桂枝味辛,顺肝之用,故可补肝。

干姜:干姜味辛,顺肝之用,故可补肝。

五味子:五味子味酸,逆肝之用,故可泻肝,五味子合桂枝、干姜补我生者(肝木)。

阳进为补:其数7,火数也;补法为阳进,阳进为顺时针用药,涉及我克者(心火)和我生者(肝木)。大补肾汤除了要补本脏(肾水),还要泻我克者(心火),用地黄、竹叶、泽泻;还要补我生者(肝木),用桂枝、干姜、五味子。共用7味药,火数也。

名称:大补肾汤,补肾之大剂,涉及本脏、我克者(心火)和我生者(肝木)。

由上可见,五脏大小补泻汤间存在着极强的组方规律,现总结如下:

(1)五脏小补汤:主治五脏用虚,皆由四味药组成(君一臣一佐使二)。以两用味药补本脏之用,以一体味药补本脏之体,助其体用交互,并以一化味养之,并且本脏之化味乃所克脏之用味,可预防本脏得补后而克所克之脏,即所以"上工治未病"也。

(2)五脏大补汤:治疗用虚之重证,母病及子,母虚子亦虚,《难经》言:"子能令母实",故五脏大补汤是在本脏小补汤的基础上加入了子脏小补汤中的君臣及佐药一味共三味(此时子脏小补汤中君臣均降为佐使),共七味药(君一臣一佐使五），子母同治，故曰大补汤。

（3）五脏小泻汤：主治五脏体虚，由三味药组成（君一臣一佐使一），两体味和一用味药，补泻并行，以补脏之体为主，即泻本脏。相比于小补汤，少了一化味药，何也？虚证因其用不足，需以化味顺养其所欲，实证则无需如此。

（4）五脏大泻汤：治疗体虚之重证，在本脏小泻汤的基础上另加母脏小泻汤的臣及佐使药共两味（大泻肺为特例）（此时臣降为佐使）及克本脏之体味药（为佐使），共六味药（君一臣一佐使四）。亦如《难经》所言"母能另子虚"，欲泻则兼泻其母，母子同治，故曰大泻汤。不用母脏小泻汤之君并另加克本脏之体味药，意在防过泻反伤。

此处可见，大补汤由七味药组成，大泻汤由六味药组成，正如汤液经法图中所言"阳进为补，其数七；阴退为泻，其数六"也。总结五脏补泻诸汤中用味药和体味药同用之意，虽曰五脏补泻诸汤主于或补或泻，但攻补兼施更可防补泻太过，使补不致过，泻不致虚，体用平衡，阴平阳秘，实乃制方之妙。

讨论

据上可见，一是《辅行诀》为我们提供了一条与主流认知不那么相同的认识五脏病证及药物效用的路径，尤以其"五味补泻理论"将药物五味与功效进一步进行了拓展，如辛味除能散能行外亦能补肝、泻脾和散肺。二是《辅行诀》以其"汤液经法图"为直观指导的统药制方思想，包括五味化合及五除理论为中药配伍后产生的非简单叠加作用提供了认识方向，也为进一步理解认识经方提供了不同的思路。第三点，也是最为可贵的是，《辅行诀》一书所载极有逻辑范式的制方之法可以说是其书最重大的意义所在。虽然由于原本失传，现存信息不全，抄本可能存在传抄之误，没有其他相类的传授制方之法的著作传世等原因，从其中尚不能总结出一套清晰完整可随时拈来为今所用的组方思路，但其中启发已然足够珍贵，值得被各位中医同道所重视探索。而笔者目前所思所写仅为抛砖引玉，如有错会误解处，敬请各位同道批评探讨。

57检